Barbara Kündig

Besser schlafen mit Yoga Nidra

WINDPFERD

Wichtiger Hinweis: Die in diesem Buch beschriebenen Methoden sollen ärztlichen Rat und medizinische Behandlung nicht ersetzen. Die in diesem Buch vorgestellten Informationen sind sorgfältig recherchiert und wurden nach bestem Wissen und Gewissen dargestellt. Dennoch übernehmen Autorin und Verlag keinerlei Haftung für Schäden irgend welcher Art, die direkt oder indirekt aus der Anwendung oder Verwendung der Angaben in diesem Buch entstehen. Sämtliche Informationen in diesem Buch sind für Interessierte zur Weiterbildung gedacht.

1. Auflage 2022

Umschlaggestaltung: Jennifer Jünemann | bitdifferent
unter Verwendung eines Fotos von Katharina Kraus
Lektorat: Sylvia Luetjohann
Fotos: Katharina Kraus | Seelenportraits (www.seelenportraits.com)
Seite 6, 18, 26, 32, 34, 40, 44, 56, 58, 62, 64;
Adobe Stock: Seite 5, 12, 15, 20, 28, 37, 66, 95;
Tina Steinauer: Seite 90
Layout: Marx Grafik & ArtWork
Druck: Westermann-Druck Zwickau GmbH

Printed in Germany
ISBN 978-3-86410-354-4
www.windpferd.de

Inhalt

Dank

Dieses Buch ist allen bisherigen Teilnehmenden
meiner Kurse und Ausbildungen gewidmet
und darüber hinaus allen Yoga-Nidra-Praktizierenden
auf der ganzen Welt.
Danke, dass ihr für Ruhe in euch selbst sorgt
und dazu beitragt,
diese Welt zu einem entspannten Ort
zu machen.

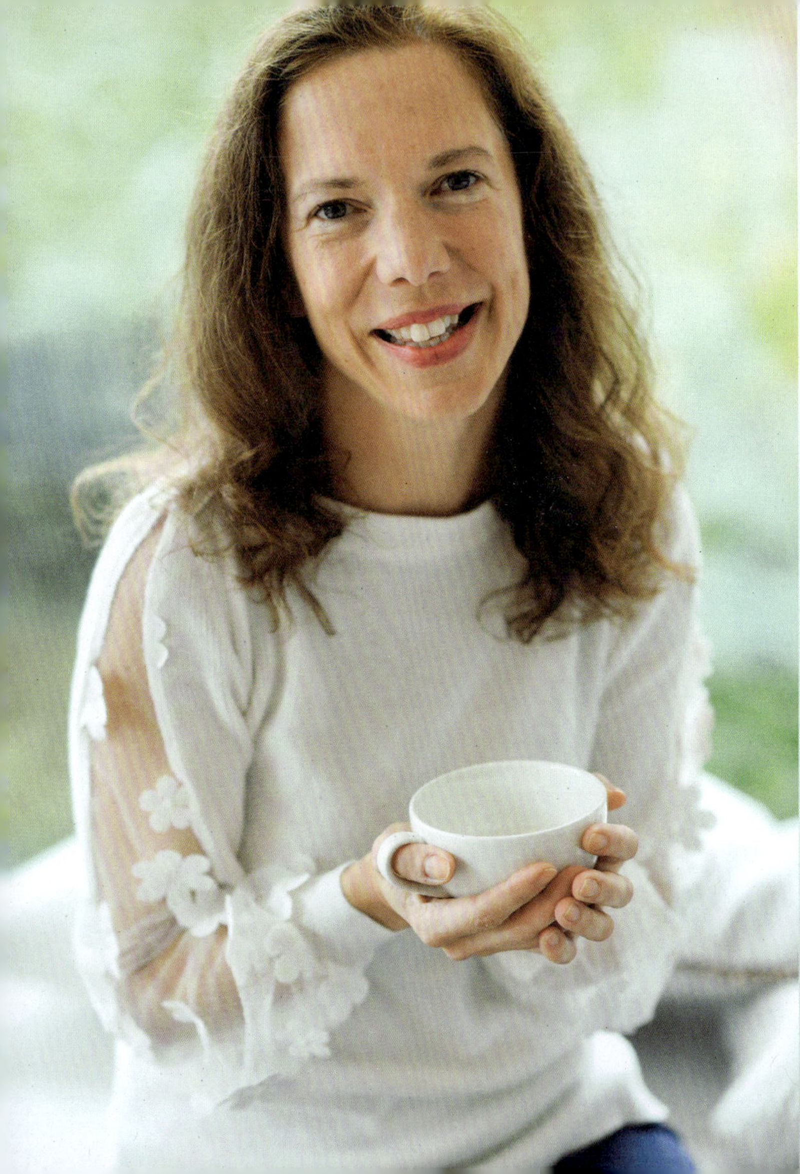

Vorwort

Ich fuhr mit einem Rucksack voll leichter Kleidung zum Flughafen und fühlte mich ein wenig beklommen. Ich war endlich auf dem Weg zu meiner Yogalehrerinnen-Ausbildung in dem Land, in dem meine Mutter geboren wurde und wo meine Großeltern über 30 Jahre gelebt hatten. Endlich würde ich nach Indien aufbrechen. Ich kannte viele Geschichten über Indien, hatte viele Bilder in den unzähligen Alben meiner Großmutter gesehen und die zahlreichen Bücher in der umfangreichen Bibliothek meines Großvaters angeschaut. In meiner Kindheit verkleidete ich mich mit meiner Schwester gerne in Saris und spielte indische Prinzessin und Tänzerin.

Nachts schloss ich die Augen, um nicht in die Augen des Tigers starren zu müssen, der im Haus meiner Großeltern an der Wand hing, wenn ich auf die Toilette gehen musste. Tagsüber war es ein freundliches Tier, aber in der Nacht konnte es für ein Schweizer Mädchen, das in der Stadt aufwuchs, beängstigend werden. Ich aß an Weihnachten Currygerichte, wenn andere Leute traditionelle lokale Speisen zubereiteten. Meine Großeltern haben Indien nie wieder besucht, nachdem sie nach vielen Jahren in die Schweiz zurückgekehrt waren, meine Mutter auch nicht. Aber Indien blieb in ihrem Haus und in ihren Herzen sehr lebendig.

Ich selbst war in meinen Zwanzigern um die Welt gereist, hatte es aber irgendwie nie nach Indien geschafft. Jetzt verspürte ich den Drang stärker denn je. Vielleicht würde ich bald eine Familie haben und ein kleines bisschen von meiner Freiheit aufgeben, um immer wieder spontan ferne

Länder zu bereisen. Ich hatte ein Jetzt-oder-Nie-Gefühl, so als ob etwas Wertvolles auf mich warten würde, das ich nicht verpassen durfte.

Ich hatte nie die Absicht, Yogalehrerin zu werden. Jedoch war ich daran interessiert, meine persönliche Yogapraxis, die ich schon mit 16 Jahren aus lauter Langeweile in der Schule begonnen hatte, zu vertiefen. Eine liebe Freundin von mir hatte zuvor ihre Yogalehrerinnen-Ausbildung in Indien absolviert und war zufrieden damit, warum sollte ich also nicht an denselben Ort gehen? Ich meldete mich an, schon einige Monate vorher – gut organisiert, wie ich war oder dachte, ich wäre es – und buchte einen Flug. Als die Abreise näher rückte, meldete ich mich wieder im Ashram und fragte, ob sie schon Geld von mir wollten. Das lehnten sie ab und sagten mir, ich solle kein Geld schicken, da ich nicht auf ihrer Liste stehe ... Ich erklärte, dass ich die Person war, die sich schon vor längerer Zeit angemeldet hatte, ich sei sicherlich die Erste auf der Liste. Aber ich stand nicht darauf und es gab keinen Platz mehr für mich. Damals kannte ich das große Geschenk noch nicht, als das sich Yoga Nidra später für mich erweisen sollte, und wurde ein bisschen ungehalten. Was nun? Das Flugticket war gekauft und die Temperaturen in Europa ließen eine Stornierung nicht als attraktive Option erscheinen. Daher suchte ich nach einem anderen Ashram, der zu den gleichen Terminen eine Ausbildung anbieten würde.

Also war ich an einem regnerischen Oktobermorgen auf dem Weg zum Flughafen. „Könnte ich Ihr Visum sehen?“, fragte die Dame am Check-in-Schalter. „Ich habe keins“, antwortete ich und schaute sie erstaunt an. „Na ja, aber Sie brauchen eins...“ Das erstaunte mich noch mehr. „Ohne ein Visum kann ich Sie nicht an Bord des Flugzeugs lassen.“ Da stand ich also mit meinem leichten Rucksack und fragte mich, was das alles sollte. 24 Stunden später, nach einem Spurt zum Reisebüro und zur Botschaft in Bern und ein paar komischen – um nicht zu sagen besorgten – Blicken von Freunden und Familie, bestieg ich endlich das Flugzeug nach Mumbai. Damals ahnte ich noch nicht, dass sich bei dieser Reise alles um die glückselige Entspannung namens Yoga Nidra handeln sollte.

Einen Tag später – kaum im Ashram angekommen – öffnete ich nach meiner ersten Erfahrung mit Yoga Nidra die Augen und wusste, dass dies gerade eine lebensverändernde Erfahrung gewesen war. Etwas hatte sich verändert, mein Fokus, meine Absicht, meine Art, das Leben zu betrachten. Ich fühlte reine Glückseligkeit.

Als ich einige Monate später wieder zu Hause in der Schweiz wohl schon zum hundertsten Mal Yoga Nidra praktizierte, sah ich eines Tages während der Übung ein Banner wie von einer Reklame vor meinem inneren Auge. Darauf stand zu lesen: «Das darfst du nicht für dich behalten!»

Die Botschaft kam bei mir an: Zwei Wochen später fand mein erster Yoga-Nidra-Einführungsworkshop statt. Ich hatte für einen halben Tag einen Yogaraum gemietet und Freunde und Bekannte per Mail über die Veranstaltung informiert.

An diesem Workshop nahm neben anderen, die Entspannung suchten, eine Frau mittleren Alters teil, die jahrelang an massiven Schlafstörungen gelitten hatte und sich hier wenigstens ein bisschen Erholung davon ersehnte. Nachdem ich zu Yoga Nidra angeleitet hatte, öffnete sie die Augen und strahlte mich mit leicht geröteten Wangen und einem leuchtenden Teint an. Ich wusste, dass sich auch für sie die Dinge nun zum Besseren wandeln würden. Eine Woche später schrieb sie mir eine Mail und bedankte sich aus vollem Herzen für die Verbesserung ihrer Schlaf- und Lebensqualität, die ich ihr geschenkt hätte (obwohl natürlich Yoga Nidra das Geschenk gemacht hatte): Sie teilte mir mit, dass sie seit dem Workshop jede Nacht einige Stunden am Stück durchschlafen könnte, was für sie wie ein Wunder war.

Mir war schon bekannt gewesen, dass Yoga Nidra auch für jene Menschen eine besondere Bereicherung darstellen kann, die unter Schlafstörungen zu leiden haben.

Etliche Jahre später, nachdem ich Mutter von zwei wunderbaren Kindern geworden bin, umfangreiches Wissen und Erfahrung über Yoga Nidra gesammelt habe, es auf der ganzen Welt Tausenden von Menschen beigebracht und einige Bücher zum Thema geschrieben habe, fühle ich immer noch jeden Tag Glückseligkeit, wenn ich Yoga Nidra praktiziere. Und nicht nur dann: Es hat sich auf mein tägliches Leben ausgedehnt.

Weiterhin erhalte ich Feedback aus der ganzen Welt darüber, wie Yoga Nidra die Qualität des Schlafes, der Erholung sowie die Lebensqualität von unzähligen Menschen verbessert.

Darum freue ich mich sehr, nun auch dich – liebe Leserin, lieber Leser – mit Yoga Nidra bekannt zu machen. Ich wünsche mir für dich, dass sich nicht nur deine Schlafqualität deutlich verbessert, sondern auch dein allgemeines Wohlbefinden, und dass Glückseligkeit und Tiefenentspannung dich ab heute täglich begleiten mögen.

Namasté!

Barbara Kündig

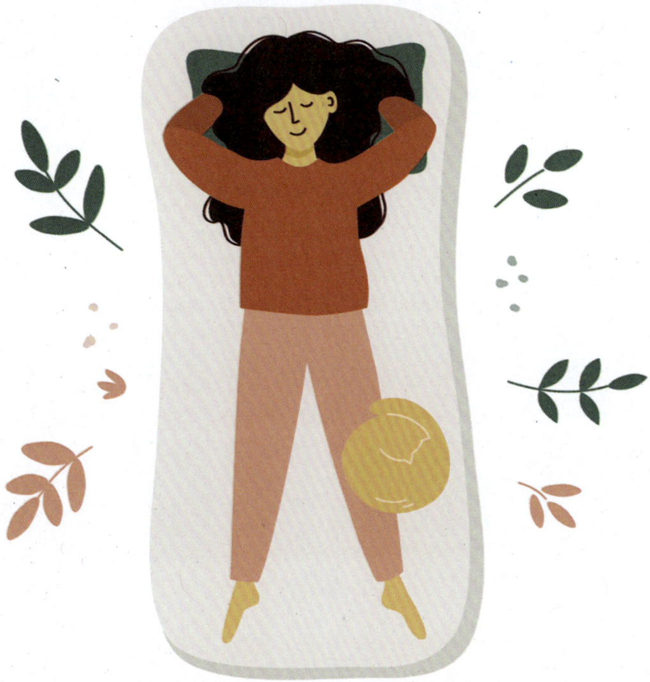

Was dir dieses Buch bietet und wie du es nutzen kannst

Dieses Buch stellt dir das komplette Wissen um Yoga Nidra und dessen Anwendung zur Verbesserung der Schlafqualität zur Verfügung. Mit diesen Informationen kannst du, wo und wann auch immer du es wünschst, Yoga Nidra praktizieren, von einer tiefen Regeneration profitieren und dich damit insgesamt erholter, frischer und entspannter fühlen.

Auch werden dir die Inhalte dieses Buches dabei helfen, den Fokus wegzunehmen von «Ich muss schlafen» hin zu mehr Gelassenheit und Entspannung tagsüber, einem entspannten Sich-ins-Bett-Legen, sodass sich ein erholsamerer Nachtschlaf von alleine einstellen wird.

Denn immer dorthin, wohin wir unsere Aufmerksamkeit lenken, wird auch die Energie folgen. Wenn wir uns also die ganze Zeit über mit solchen Gedanken wie «Ich habe zu wenig Schlaf», „Ich muss dringend besser schlafen» oder «Mir fehlt etwas» beschäftigen, wird sich genau dies verstärken. Diese negative Fokussierung kann auch unbewusst erfolgen. Wenn wir uns aber auf einen entspannten Alltag, Gedankenruhe und inneren Frieden konzentrieren, werden sich genau diese Qualitäten verstärken. Das wird dann wiederum zu einer ruhigeren und erholsameren Nachtruhe führen.

Im ersten Teil des Buches, „Entspannt leben – 24 Stunden innere Ruhe“, erhältst du einen Überblick, wie du dein Leben entspannter gestalten kannst, um dadurch mehr innere Ruhe zu erfahren. Du wirst anhand eines Fragebogens erkennen, in welchen Bereichen dein Leben noch mehr ins Gleichgewicht kommen darf. Auch erfährst du, wie du mehr auf deine Intuition hören kannst, um ebendieses Gleichgewicht herzustellen. Dies alles wird deine Lebensqualität und auch deinen Schlaf positiv beeinflussen.

Im zweiten Teil, „Besser schlafen – Körper und Geist regenerieren“, erfährst du Hilfreiches und Praktisches rund um das Thema „Besser schlafen“. Du erarbeitest dein persönliches Schlaf-Mindset und deine Schlaf-Vision, damit sich deine Wünsche zum Thema Schlaf erfüllen können. Auch lernst du einige ganz einfache, aber wirksame kurze Entspannungsübungen kennen, die abends oder bei nächtlichem Wachwerden besonders hilfreich sind.

Im dritten Teil, „Energie und Gelassenheit spüren durch Yoga Nidra“, lernst du die Hintergründe zu Yoga Nidra kennen. Du erfährst, wie du die zwei vorgestellten Yoga-Nidra-Übungen für besseren Schlaf und mehr Energie tagsüber einsetzen kannst. Yoga Nidra ist besonders wirkungsvoll, wenn du als Praktizierende die Übung in der Tiefe verstehst. Deshalb gebe ich dir gerne spannende Hintergrundinformationen an die Hand.

Im vierten Teil, „Meditieren für innere Ruhe und glückseligen Schlaf", findest du einerseits eine höchst wirkungsvolle Meditationsübung, die du jederzeit während des Tages nutzen kannst. Das gilt besonders dann, wenn du nur wenig Zeit zur Verfügung hast und dich dennoch entspannen und auftanken möchtest.

Andererseits lernst du eine Einschlafmeditation kennen. Diese einfache, aber umso wirkungsvollere Übung wird dir dabei helfen, abends glückselig einzuschlafen.

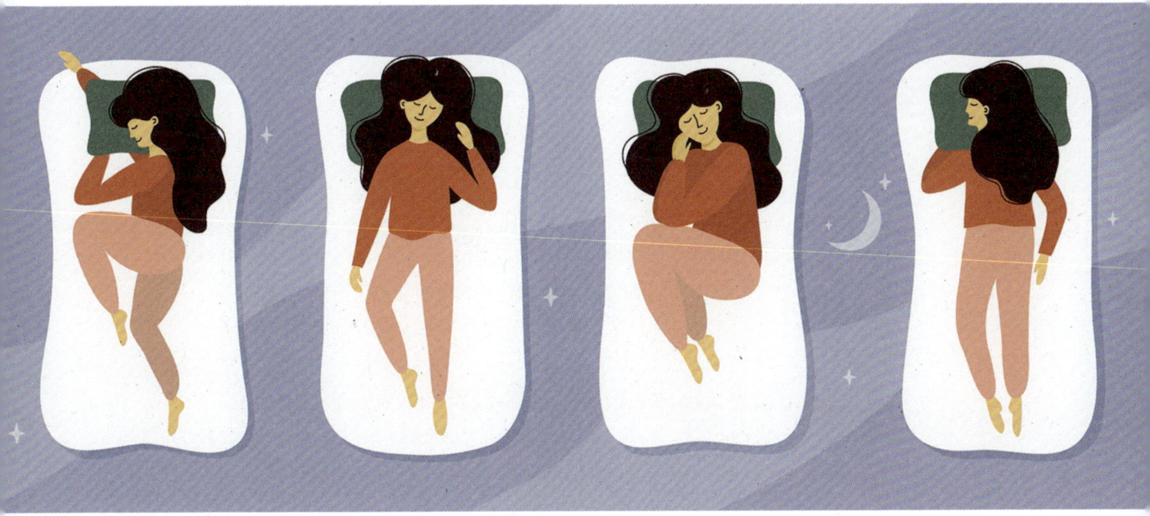

Audiodownload

Im Audiodownload auf S. 19 findest du die Anleitungen für alle Übungen. Für Yoga Nidra benötigst du die Audios immer. Da du während der Übung zwischen Entspannung und Halbschlaf hin- und herpendelst, ist dafür stets eine Anleitung erforderlich. Auch für die Einschlafmeditation empfehle ich die Verwendung des Audios, damit du dich von jeglichen Gedanken und Anspannungen lösen kannst.

Bei der Meditation für Entspannung und innere Ruhe tauchst du nicht ganz so tief ab. Gerne kannst du die Meditationen mit den Audios durchführen. Wenn du die Übungen bereits gut kennst, kannst du dich zu diesen jedoch auch selbst anleiten.

Lass dieses Buch zu einem wahren Begleiter für ein entspanntes Leben und eine tiefe Nachtruhe werden. Du lernst hier sowohl diverse praktische Techniken zur Beruhigung deiner Gedanken und zur körperlichen Entspannung als auch eine Meditation für Entspannung und innere Ruhe sowie natürlich auch die Tiefenentspannungsübung Yoga Nidra kennen.

Setze dich keinesfalls unter Druck. Lies das Buch in aller Ruhe durch und vertiefe dich dazwischen in die praktischen Übungen. Diese sind der Schlüssel, um nachhaltig mehr Ruhe in dein Leben zu bringen, was dann wiederum deinen Schlaf spürbar positiv beeinflussen wird.

Weitere praktische Hinweise und Empfehlungen

- Wenn du oft müde bist und lernen möchtest, besser zu schlafen, dann ist die Übung „Yoga Nidra für besseren Schlaf" ein idealer Einstieg für dich. Praktiziere diese Übung tagsüber: morgens, mittags oder am frühen Nachmittag.

- Wenn du vor allem interessiert daran bist, tagsüber entspannter und fokussierter zu sein, dann starte mit der „Meditation für Entspannung und innere Ruhe". Diese Übung kannst du immer und überall – im Sitzen oder im Liegen – praktizieren.

- Wenn du besser einschlafen möchtest, dann beginne gerne mit der Übung „Einschlafmeditation". Dies ist die ideale Übung unmittelbar vor dem Zubettgehen.

- Wenn du nachts aufwachst, dann nutze die Übung „Nacht-Yoga-Nidra".

Natürlich darfst du auch mehrere Übungen praktizieren. Setze dich aber nicht unter Druck, dass du jetzt möglichst viel für einen besseren Schlaf, mehr Entspannung und Erholung tun musst. Oftmals bringen bereits kleine Veränderungen in deiner Agenda eine große Wirkung, und allein schon das regelmäßige Praktizieren einer einzelnen der hier vorgestellten Übungen kann deine Schlafqualität stark positiv beeinflussen.

Erkenne in deinem Prozess zu mehr Ruhe und Gelassenheit und zu einer verbesserten Schlafqualität auch scheinbar kleine Schritte schon als Erfolge an,

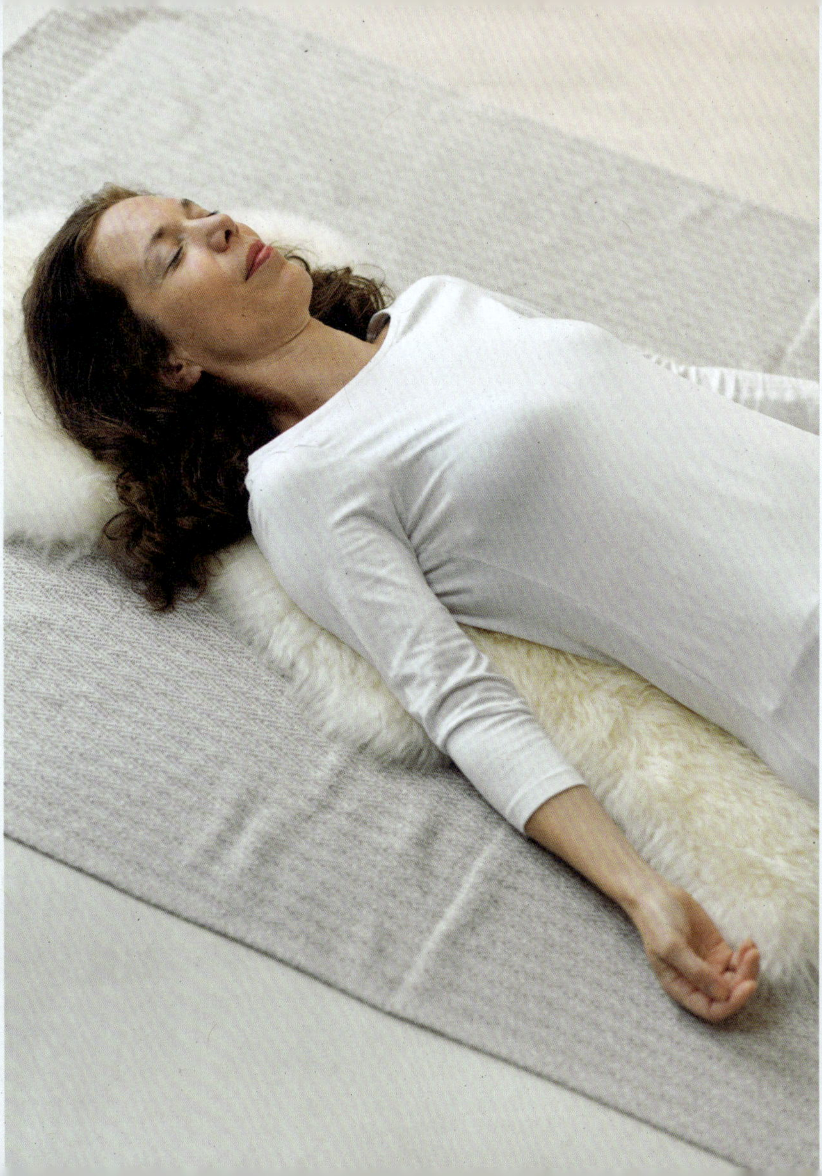

denn daraus setzen sich letztlich die Veränderungen in die von dir gewünschte Richtung zusammen.

Lege dir gerne ein Notizbuch bereit, damit du deine Beobachtungen und Erfahrungen mit den Übungen aufschreiben und auf diese Weise dein Verständnis für dich selbst vertiefen kannst. Reflektiere zudem während der kommenden Tage und Wochen über folgende Fragen:

1. Wie habe ich mich den Tag über gefühlt?
2. Zu welchen besonderen Aktivitäten/Ereignissen ist es gekommen?
3. Welche Meditation und/oder Yoga-Nidra-Übung habe ich gemacht? Zu welcher Uhrzeit?
4. Wie war meine Nachtruhe?

Damit wirst du bald feststellen, welche Übungen dir besonders guttun und dich dabei unterstützen, um gelassener, ruhiger und fokussierter zu sein – und natürlich: besser zu schlafen.

Unter folgendem Link kannst du dir die geführten Übungen herunterladen:
https://www.windpferd.de/besser-schlafen-mit-yoga-nidra-downloads
User: besser-schlafen22 PWD: sJ6!b2eViY3RyT

oder ganz einfach den QR-Code einscannen,
um mit deiner eigenen Praxis zu beginnen.

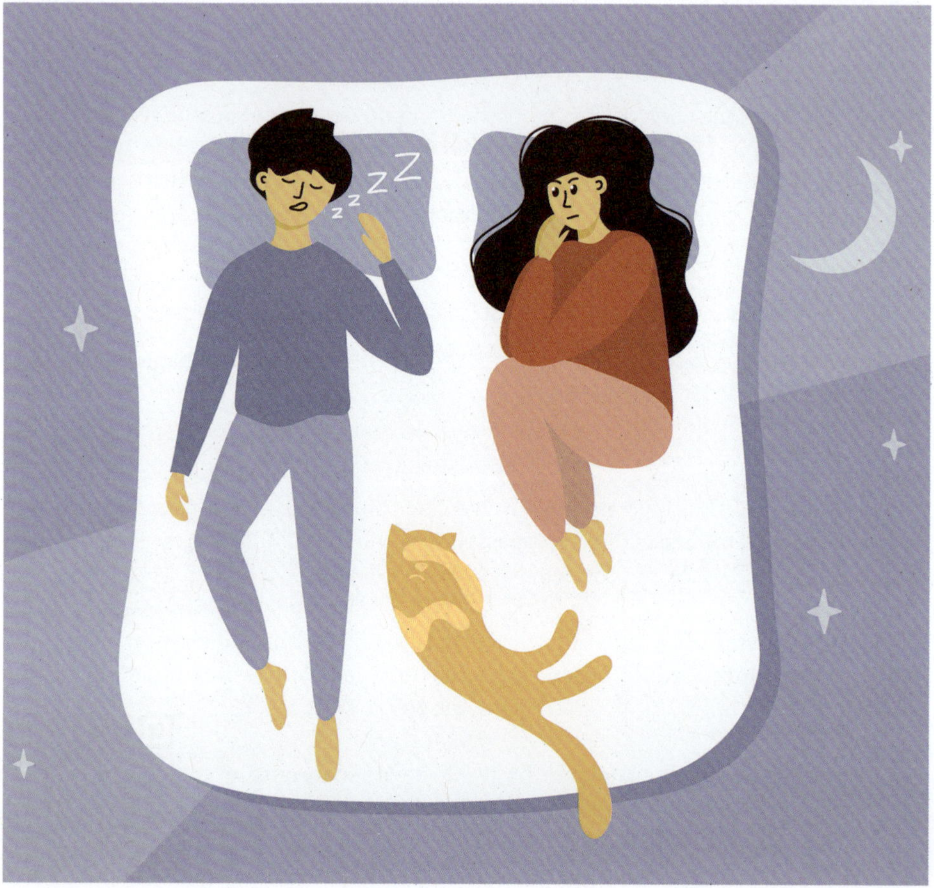

Entspannt leben – 24 Stunden innere Ruhe

Es geht immer ums Gleichgewicht

Wenn wir ein entspanntes Leben und eine erholsame Nachtruhe anstreben, geht es immer um das Thema Gleichgewicht in den verschiedenen Lebensbereichen. Wir sehnen uns danach und streben immer wieder nach einem Gleichgewicht in allen Lebensbereichen, damit wir uns sowohl als aktiv und kreativ wahrnehmen, aber auch Entspannung und Pausen in unser Leben integrieren. Beides praktisch umzusetzen ist jedoch oft leichter gesagt als getan.

Wenn wir uns nach außen orientieren, begegnen wir diesem Gleichgewicht nicht allzu häufig. Vielmehr sehen wir die Welt, die Menschen, die Geschehnisse oft in Form von Polaritäten. Wir erleben Menschen, die eifrig und arbeitsam sind, und andere, die einfach gerne das Leben genießen. Es gibt sehr sportliche Menschen, die nach Höchstleistungen streben, und andere, die sich eher wie „Couch-Potatoes“ verhalten. Auf der einen Seite gibt es sehr extrovertierte Menschen, die kommunikativ sind, und dann solche, die introvertiert und in Gesellschaft eher ruhig und still sind.

Vielleicht kennen wir auch genau solche Menschen aus unserem Umfeld: die ehrgeizige Cousine, der faule Onkel, die strebsame Pultnachbarin in der Schule oder der lustige Klassenclown.

Wie können wir trotzdem lernen, in einem Gleichgewicht zu leben? Wo können wir uns das abschauen und in unseren Alltag integrieren?

Es geht also darum, dass wir unser individuelles Gleichgewicht finden. Genau dabei helfen uns Yoga Nidra und Meditation. Je mehr wir die Dinge am Tag ins Gleichgewicht bringen, umso mehr Gleichgewicht wird sich in der Nacht automatisch einstellen. Du darfst also lernen, am Tag ganz bewusst Pausen einzulegen und dir jeden Tag entsprechend deinem individuellen Rhythmus so gut es geht einzuteilen. Genau dabei werden Yoga Nidra und Meditation dich unterstützen. Je mehr Ruhepausen es in deinem Alltag gibt, desto stärker werden die Auswirkungen davon auf deinen Nachtschlaf sein. Du kannst ruhiger einschlafen und besser durchschlafen, die Nacht wird dir eher die gewünschte Erholung bringen.

Das heißt aber nicht, inaktiv, faul oder unkreativ zu sein, sondern einfach in einem gesunden, natürlichen Gleichgewicht: Phasen der Ruhe und der Aktivität wechseln sich tagsüber ab.

Fülle gerne den folgenden Fragebogen aus. Spüre in deine einzelnen Lebensbereiche hinein, um herauszufinden, wo schon ein Gleichgewicht besteht oder in welchen Lebensbereichen du Anpassungen vornehmen möchtest. Eventuell könnte dich das Resultat dieses Fragebogens erstaunen. Vielleicht weißt du aber auch insgeheim schon, wo sich die Dinge in deinem Leben nicht ganz im Gleichgewicht befinden. Trotz dieser Unausgewogenheit erwarten wir, dass wir am Tag immer ausgeglichen sein können, und wünschen uns, vollkommen entspannt, ruhig und gelassen in den Nachtschlaf hineingleiten zu können. Wir übertreiben oftmals das eine, sodass sich das andere nicht auf natürliche Weise einstellen kann. Genau das dürfen wir nun wieder lernen.

Thema	--	-	-+	+	++	Ideen für Verbesserung
Gesundheit						
Bewegung						
Soziales						
Partnerschaft						
Familie						
Beruf						
Lernen						
Selbstfürsorge						
Spiritualität						

Hier ein Beispiel: Beatrice ist 52 Jahre alt, Sozialarbeiterin, gesund und zufrieden.

Gesundheit: Sie weiß, dass dann, wenn sie fünf Stunden hintereinander am Computer sitzt und Berichte schreibt, ihre Schulter zu schmerzen beginnt. Daher kreuzt sie bei Gesundheit + an und schreibt: Dehnübungen einbauen bei Computerarbeit, Berichte schreiben auf drei Tage anstatt einen einzigen verteilen.

Bewegung: Da sie am Wochenende sehr oft in der Natur ist und immer mit dem Fahrrad zur Arbeit fährt, kreuzt sie bei Bewegung ++ an.

Soziales: Sie hat einen großen Freundeskreis, geht oft zu gemeinsamen Essen und telefoniert auch mit ihren Bekannten zum Austausch (++).

Partnerschaft: Ihr Mann ist vor vier Jahren verstorben, und obwohl sie die Nähe und Vertrautheit vermisst, wünscht sie sich momentan keinen neuen Partner (-+).

Familie: Beatrice ist kinderlos. Mit ihren zwei Schwestern hat sie losen Kontakt, da beide beruflich sehr eingespannt sind und sich die Partner in der Vergangenheit nicht so gut verstanden haben (-). Sie schreibt: Geburtstagskarten schreiben und Treffen zu dritt vereinbaren.

Beruf: Sie liebt ihren Beruf und setzt sich seit Jahren mit viel Elan für ihre Klienten ein (++).

Weiterbildung: Ihre Weiterbildung ist in den letzten Jahren wegen Vollzeitpensum definitiv zu kurz gekommen (-). Sie notiert: Mit Arbeitskollegen austauschen über gegebenenfalls einen Lehrgang zu Führung/Kommunikation.

Selbstfürsorge: Sie spürt, dass ihr großer beruflicher Einsatz auch einen Zusammenhang mit Selbstfürsorge hat (-+). Sie ist eher für andere da, als innezuhalten und zu spüren, was sie selbst braucht oder möchte. Sie schreibt: Meditationskurs?

Spiritualität: Dieses Thema ist ihr irgendwie suspekt, obwohl sie weiß, dass ihre Mutter früher sehr viel Energie aus einem abendlichen Gebet/einer Meditation gezogen hat. Auch hat sie eine Freundin, die eine Yogalehrerinnen-Ausbildung gemacht hat. Sie schreibt: Anne wegen Yoga kontaktieren. Schnupperstunde?

Wenn du jetzt also merkst, dass ein Lebensbereich relativ stark aus dem Gleichgewicht geraten ist, dann schenke ihm mehr Aufmerksamkeit. Versuche die dafür notwendigen Schritte einzuleiten, damit sich deine Situation ändern kann.

Sag dir innerlich: «Ich finde eine Lösung, neue Türen öffnen sich jetzt, ich gehe mutig und voller Vertrauen weiter.»

Sprich mit Personen deines Vertrauens und praktiziere die in diesem Buch vorgestellten Übungen. Diese werden dir zu innerer Ruhe, Klarheit und Weitblick verhelfen.

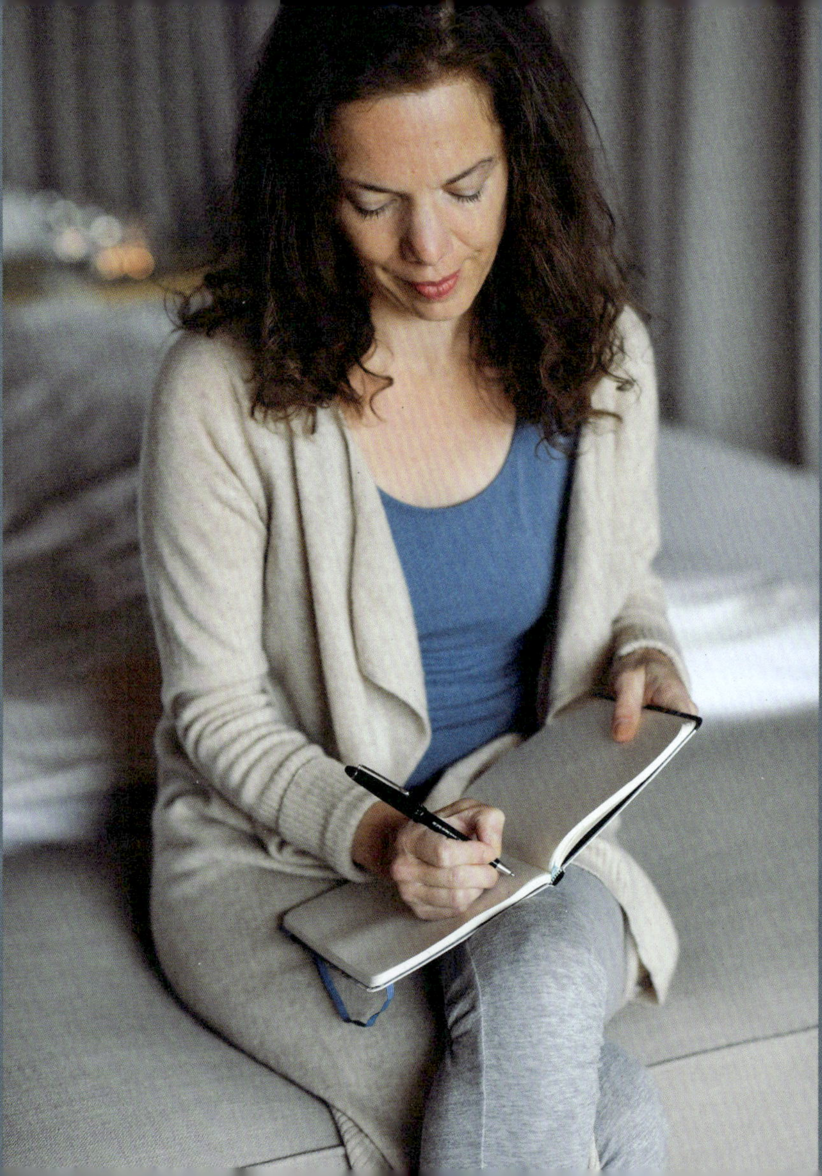

Denke stets daran, dass es immer eine Lösung gibt – auch wenn wir sie momentan vielleicht noch nicht gesehen haben.

Gerne darfst du auch um eine Lösung bitten: Übergib deine Frage an das Größere Ganze – das universelle Bewusstsein – und bitte um Hilfe.

Bleib beispielsweise nach einer Yoga-Nidra-Übung, die du tagsüber praktizierst, noch einen Moment liegen und sprich deine Frage oder deinen Wunsch laut aus. Dies öffnet Türen, damit die Lösung in dein Leben treten kann.

Der Fragebogen und die Reflexionen aus diesem Kapitel haben dir bestimmt einige wichtige Hinweise über dein Leben gegeben. Du merkst, in welchen Lebensbereichen du Veränderungen vornehmen darfst.

Mit der Unterstützung durch die Übungen aus diesem Buch spürst du gewiss schon jetzt, dass du auf dem richtigen Kurs bist: Die Entspannung tagsüber und die Erholung in der Nacht dürfen sich jetzt vertiefen.

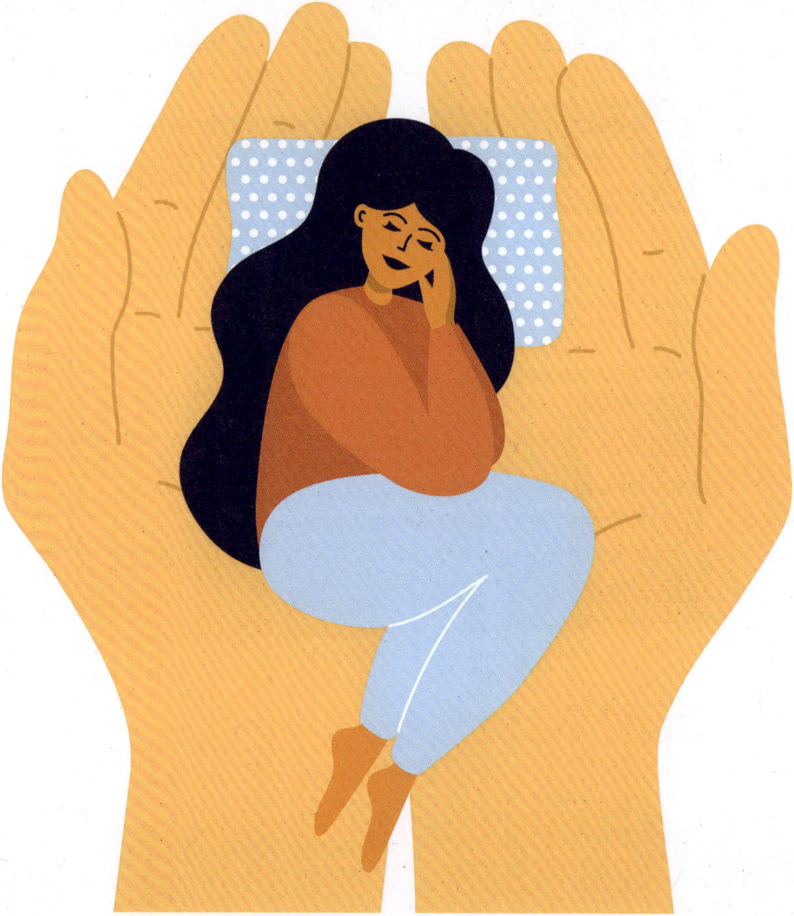

Das Geschenk der Intuition

Die Intuition ist ein wahres Geschenk, das viel zu unserem Wohlbefinden beitragen kann. Sie kann in vielfältiger Weise und auch ganz praktisch genutzt werden.

In diesem Buch stelle ich dir viele Vorgehensweisen, Übungen und Tipps vor. Sicherlich hast du auch schon andere Ratgeber zu verschiedenen Themen gelesen. Ich persönlich habe immer wieder die Erfahrung gemacht, dass es wichtig ist, bei Ratschlägen, Tipps oder Hinweisen zu prüfen, ob diese auch für uns stimmen oder ob wir sie gegebenenfalls anpassen müssen. Genau dabei hilft uns unsere Intuition, denn jeder Mensch ist anders und jedes Leben einzigartig. Dementsprechend gibt es auch keine klar vorgefasste Vorgehensweise, wie wir Dinge wieder in ein Gleichgewicht bringen können oder wie wir unsere Herausforderungen meistern. Gerade wenn es um Fragen des persönlichen Wohlbefindens oder der Gesundheit geht, ist es unumgänglich, dass wir unsere Herangehensweise intuitiv überprüfen.

Die Intuition ermöglicht uns den Zugang zum Feld der zeitlich und räumlich uneingeschränkten Informationen. Das bedeutet, dass wir Informationen wahrnehmen können, die wir noch nie gehört, gelesen oder gesehen haben. Wir können mehr erfassen, als wir uns ausdenken können[1]. Das ist gerade für sehr rational eingestellte und intellektuell gut ausgebildete Menschen manchmal etwas schwierig zu akzeptie-

1 Lies dazu gerne auch mein Buch „Intuitiv richtig – wir wissen mehr, als wir denken", Windpferd Verlag.

ren oder sich darauf einzulassen. Denn die intuitiven Informationen stammen nicht aus unserem Kopf. Wir haben nicht gründlich darüber nachgedacht oder sie einer Analyse unterziehen können, sondern erfahren sie aus einer anderen Quelle. Gerade in unserer westlichen Ausbildung findet Intuition sehr wenig Raum. Kindern und Jugendlichen wird oft gesagt, man müsse Dinge beweisen oder belegen können; erst was Schwarz auf Weiß dasteht, besitzt Gültigkeit. Daher verlieren junge Menschen oft den Zugang zu ihrer Intuition. Als Erwachsene müssen wir dann den Zugang zu unserer Intuition wieder erlernen oder richtiggehend freischaufeln.

Intuition ist weit mehr als nur unser Bauchgefühl. Wir können dank der Intuition tatsächlich detaillierte Informationen abrufen sowie Antworten auf unsere Fragen erhalten. Ich lade dich auch bei den Übungen in diesem Buch immer dazu ein, in dir nachzuspüren: Passt das so für mich? Oder möchte ich vielleicht Anpassungen in den Vorschlägen vornehmen, damit sie dann wirklich für mich auch passen? Gerade auch, wenn es um gesundheitliche Themen geht, haben wir manchmal klar vorgefasste Ideen oder allzu viele Informationen und denken dann, das müsse so und so funktionieren. Oder auch: „ich muss jetzt genau dieses Vorgehen wählen, es gibt gar keinen anderen Weg."

Gerade beim Thema Schlaf gibt es tatsächlich verschiedene Zugänge zu einem ruhigen und erholsamen Schlaf. Halte also beim Lesen immer wieder inne und hör auf deine Intuition.

Vielleicht wird es für dich mit der Zeit viel wichtiger, täglich morgens Yoga Nidra zu praktizieren, als genau die von dir gewünschten acht Stunden durchzuschlafen. Oder du merkst, dass der über lange Zeit praktizierte Sport gar nicht das Abschalten bringt, das du dir immer erhofft hast. Du beginnst, deinen Trainingsrhythmus oder die Trainingszeiten zu verändern. Vielleicht wirst du mehr (oder anders) meditieren.

Vielleicht wirst du mehr Zeit in der Natur verbringen oder öfter Freunde für gute Gespräche treffen. Du beginnst, dich mit Heilkräuterkunde, ayurvedischer Kochkunst und ätherischen Ölen zu beschäftigen, oder legst dir ein neues Hobby zu.

Es ist dein individueller Weg hin zu mehr Ruhe, Gelassenheit und Erholung. Die Intuition wird dir den Weg weisen.

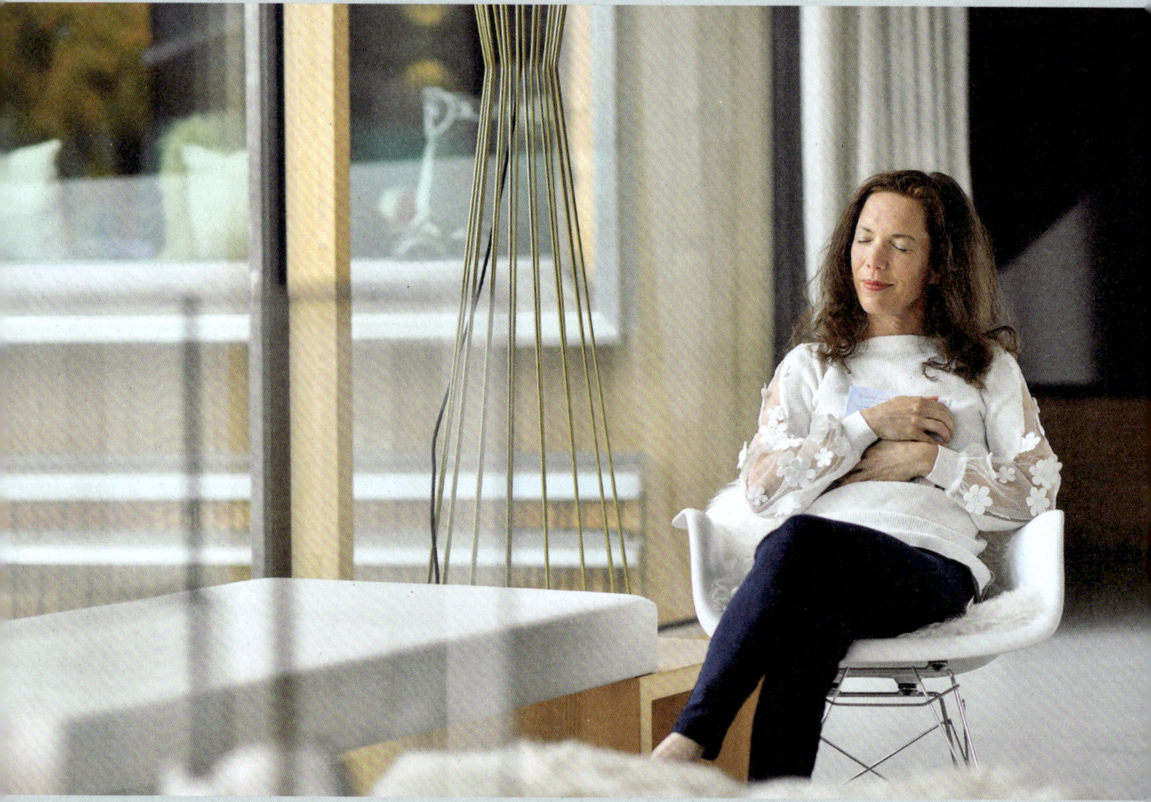

Besser schlafen – Körper und Geist regenerieren

Praktische Tipps für besseres Schlafen

Neben den Yoga-Nidra-Übungen und den Meditationen, die du in diesem Buch kennenlernst, schlage ich dir gerne auch weitere praktische Tipps für besseres Schlafen vor.

DEN SCHLAFPLATZ ENTSPANNEND GESTALTEN

Richte dir deinen Schlafplatz angenehm und entspannend ein. Verwende gedämpftes Licht und natürliche Materialien sowie ruhige, entspannende Farben. Wähle beispielsweise Baumwolle oder Seide für deine Bettwäsche und auch für deinen Schlafanzug. Achte darauf, dass du keine hellen Lampen, sondern eher gedämpftes freundliches Licht an deinem Bett hast. Vielleicht magst du einen natürlichen Duft auswählen, zum Beispiel Lavendel, den du auf dein Kopfkissen sprühen oder vor dem Schlafengehen in einem Diffuser verbreiten kannst.

EIN LEICHTES ABENDESSEN ZUBEREITEN

Achte darauf, dass du am Abend nicht zu schwer isst und trinkst. Bereite eine leichte Gemüsepfanne zu oder koche dir im Winter eine wärmende Gemüsesuppe. Fettiges gebratenes oder schwerverdauliches Essen

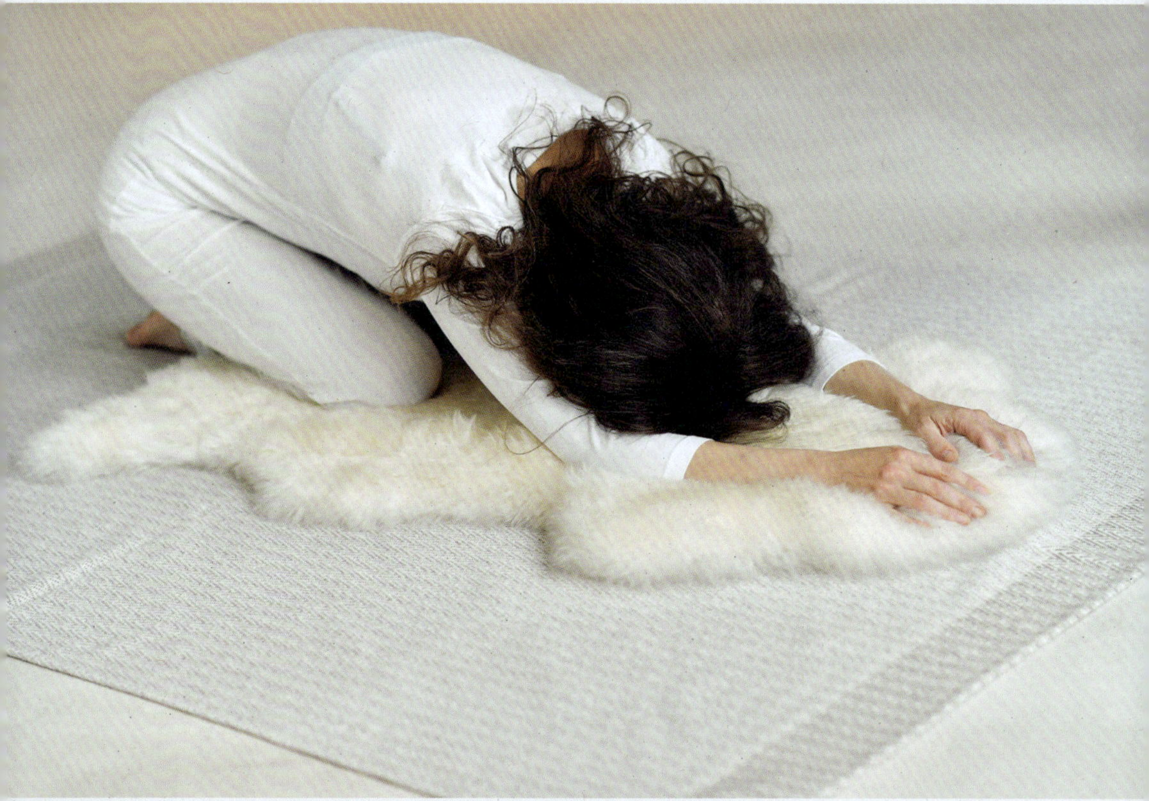

wird dich eher daran hindern, gut einzuschlafen. Gibt es ab und zu ein Festmahl, dann genieße es und denke daran, am nächsten Morgen Yoga Nidra zu praktizieren, damit du doch erfrischt in den Tag starten kannst.

RUHIGE TÄTIGKEITEN AUSFÜHREN

Überleg dir, welche Tätigkeiten am Abend für dich entspannend sind. Wähle dafür eine kurze leichte Yoga-Sequenz aus dem Yin-Yoga oder entspannende Hatha-Yoga-Übungen. Meditation ist eine wunderbare Möglichkeit, um abends deinen Geist zur Ruhe zu bringen. Vielleicht magst du ein schönes inspirierendes Buch lesen oder leise Musik hören. Auch ein Spaziergang an der frischen Luft könnte dir guttun.

SICH VON ÄUSSEREN REIZEN LÖSEN

Löse dich am Abend möglichst zwei Stunden vor dem Schlafengehen bewusst von Medien. Alles, was du siehst und hörst, macht den Geist unruhig. Stell dich langsam auf das Nach-Innen-Wenden ein. Wenn du doch einmal noch Arbeit zu erledigen hast oder dir gerne einen Film anschaust, dann gönne dir danach ein Abendritual, wie etwas weiter unten in diesem Kapitel beschrieben. Auf diese Weise können sich Körper und Geist besser auf die Nachtruhe einstellen.

ELEKTROSMOG REDUZIEREN

Möglicherweise reagierst du empfindlich auf elektrische Strahlung oder Elektrosmog. Achte jeden Abend darauf, dass du das WLAN deaktivierst und die elektronischen Geräte in allen Räumen auf den Ausschaltmodus wie bei einem Flug schaltest. Es kann sein, dass die Strahlung dich am Ein- und Durchschlafen oder auch an einem wirklich erholsamen Schlaf hindert.

DEN SCHLAFRAUM VORBEREITEN

Achte darauf, dass die Temperatur in deinem Schlafzimmer immer eher kühl ist. Öffne das Fenster leicht oder im Sommer weit, damit du die ganze Nacht über frische Luft hast. Platziere Computer und Handy möglichst außerhalb des Schlafzimmers. Wenn du deinen Arbeitsplatz im Schlafzimmer hast, macht es Sinn, das Gerät auf Flugmodus zu schalten und den Stromstecker herauszuziehen. Der Schlafraum dient der Entspannung und der Erholung und nicht dem – sei es auch nur mentalen – Weiterarbeiten an deinen Projekten.

ENTSPANNENDES SCHLAFRITUAL

Vielleicht gönnst du dir ein abendliches Entspannungsritual in Form eines Fußbades oder einer Fußmassage. Oder du ziehst dir, wie zu Großmutters Zeiten, Bettsocken an für die Nacht. Das hilft dir dabei, die Durchblutung zu fördern und dadurch die Füße warm zu halten, was auch der Entspannung dient. Auch Honigmilch oder ein Schlaftee wird dir abends helfen, in eine entspannte Stimmung zu kommen. Vielleicht möchtest du dich vor dem Schlafengehen noch deinem Tagebuch anvertrauen, sodass alle Gedanken aus dir herausfließen und innere Ruhe einkehren kann.

ENTSPANNTE SCHLAFPOSITION

Achte immer auf eine für dich bequeme Liegeposition. Nimm nach Möglichkeit die Rückenlage ein, da diese eine optimale Entspannungslage ist.

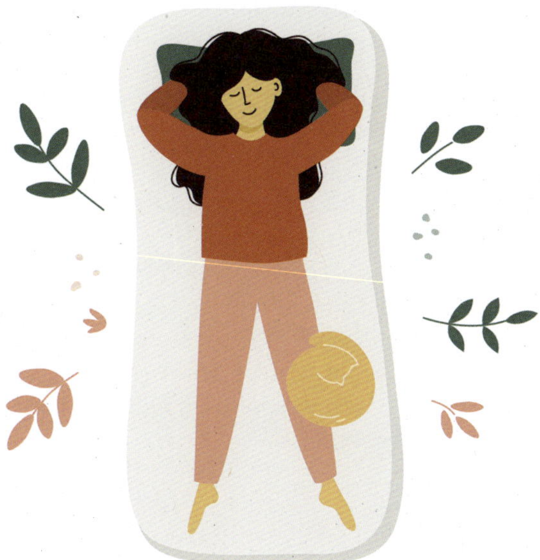

Das Schlaf-Mindset

Viele Menschen haben vorgefasste Ideen darüber, wie Schlafen sich anfühlen sollte, wie ihr Schlafrhythmus oder ihre Schlafqualität sein sollte. Daneben haben sie oftmals auch Glaubenssätze darüber, wie gut es ihnen selbst gelingt, ein- und durchzuschlafen.

Das ist ihr sogenanntes Schlaf-Mindset. Allgemein beschreibt ein Mindset Denkweisen, Überzeugungen und innere Haltungen einem bestimmten Thema gegenüber. Viele dieser Überzeugungen sind uns nicht unbedingt bewusst; wir haben sie irgendwann einmal übernommen und seither tragen wir sie in uns herum.

Vertiefe dich gerne in dein eigenes Schlaf-Mindset. Setz dich hin, schließ deine Augen und spür in dich hinein: Welche Überzeugungen zum Thema Schlafen habe ich?

Es kann sein, dass deine Mutter in deiner Kindheit häufig über schlechten Schlaf geklagt hat, dass sie sogar gesagt hat: „Bei uns in der Familie schläft niemand gut“, oder: „Wenn man so hart arbeitet, ist es immer schwierig, einzuschlafen.“ Solche Überzeugungen werden auch dich davon abhalten, wirklich gut zu schlafen. Leg dir also ein konstruktives und deinen Schlaf förderndes Mindset zurecht. Schreib dir dazu einige Sätze darüber auf, welche Überzeugungen du im Hinblick auf das Schlafen haben möchtest.

Zum Beispiel:

- Ich schlafe jede Nacht gut.
- Ich schlafe unabhängig von den Mondphasen gut.
- In welches Bett ich mich auch lege, ich schlafe immer tief und fest.
- Meine Schlafqualität ist unabhängig von den Außentemperaturen oder vom Wetter.
- Ich wache morgens immer vollkommen erfrischt auf.
- Auch wenn ich mal nicht so lange schlafe, fühle ich mich am nächsten Morgen frisch und entspannt.
- Ich weiß, dass ich mich durch geeignete Entspannungs- und Meditationsübungen jederzeit frisch und entspannt fühle.
- Ich bin gesund und meine Schlafqualität ist gut.

Diese Sätze darfst du dir gerne auf einem separaten Zettel notieren und neben dein Bett und/oder deine Yogamatte legen. Du kannst ihn auch an den Kühlschrank oder den Badezimmerspiegel hängen, sodass du die Sätze täglich mehrmals sehen und sogar laut aufsagen kannst. Dadurch veränderst du dein Schlaf-Mindset und wirst auch neue Schlaferfahrungen machen.

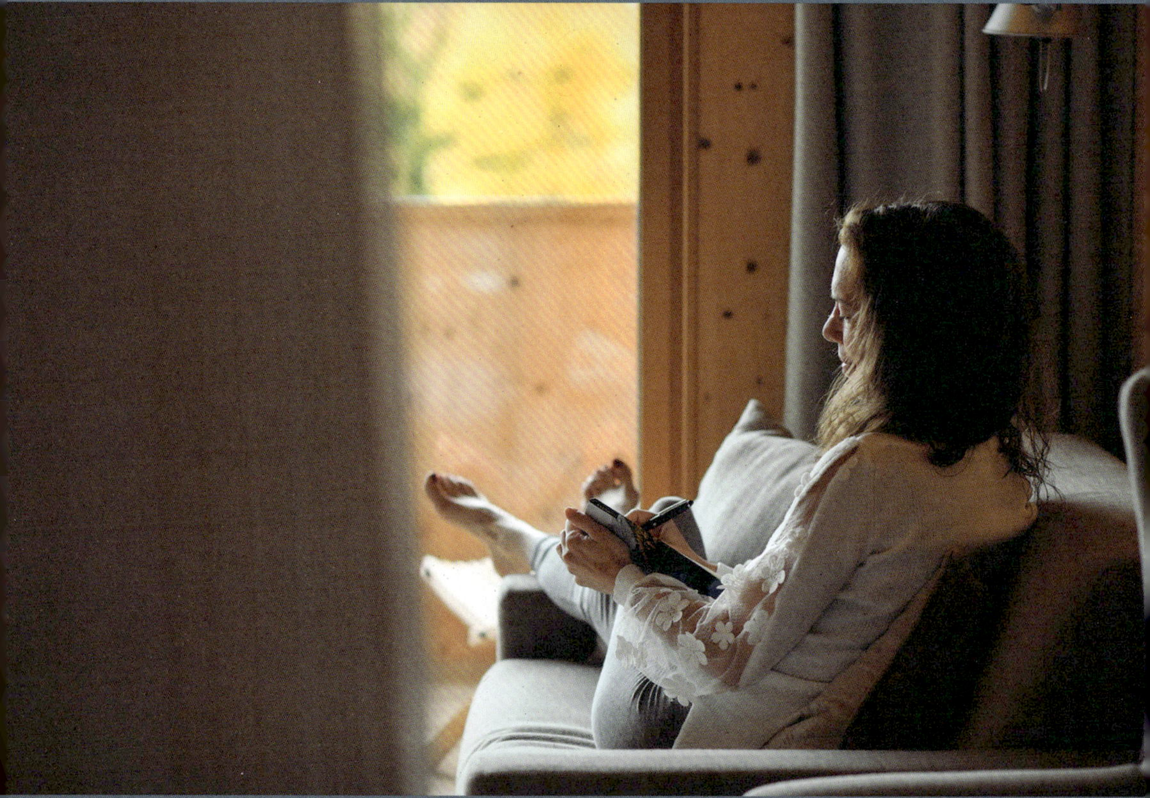

Die Schlaf-Vision

Neben diesem neuen Mindset kannst du dir auch eine Schlaf-Vision erstellen. Dies ist ein inneres Bild, gepaart mit Gedanken und Gefühlen, wie sich erholsames Schlafen für dich anfühlt. Leg dich dazu bequem auf dein Bett oder setz dich auf einen Stuhl. Male dir ein inneres Bild aus, wie es sich anfühlt und wie es aussieht, wenn du ganz gelassen am Abend ins Bett gehst, mühelos einschläfst und tief und fest durchschläfst. Füge diesem Bild ergänzend hinzu, wie du dich am Morgen fühlst, wie du frisch, positiv und gestärkt aufstehst und in den neuen Tag startest. Spüre und sieh dann auch in deiner Vision, wie du dich den ganzen Tag über entspannt und frisch fühlst.

Schreibe dieses Bild auf oder skizziere es. Verbinde dich immer wieder mit diesem Bild – gerne auch dann, wenn du für dich deine Sätze zum Schlaf-Mindset wiederholst. Damit kreierst du ein ganz neues Bild, einen neuen inneren Eindruck zum Thema Schlafen. Wenn du bisher noch nicht mit inneren Bildern und Visionen gearbeitet hast, wirst du erstaunt sein, wie schnell sich diese in der Realität zeigen. Wenn du mit dieser inneren Arbeit schon vertraut bist, dann mach dir bewusst, dass du auch zum Thema Nachtruhe eine Vision kreieren kannst und davon sehr stark profitieren wirst.

Kurze Übungen beim Einschlafen oder in der Nacht

Diese kurzen Übungen sind zusätzliche kleine Hilfsmittel, wenn du gerade keine längere Meditation oder kein Yoga Nidra praktizieren möchtest oder dir dazu einmal schlicht die Zeit fehlt.

Du kannst dir folgende kurze Übungen im Sinne einer Schlaf-Notfallapotheke verinnerlichen. Mit diesen Übungen kannst du Körper, Geist und Seele jederzeit beruhigen und entspannen und damit wieder in den Schlaf zurückfinden.

Wende die Techniken an, wenn du bereits im Schlafanzug im Bett liegst, das Fenster geöffnet und das Licht ausgeschaltet ist. Du kannst diese Techniken aber auch dann anwenden, wenn du nachts wach wirst und wieder einschlafen möchtest, ohne die längere Yoga-Nidra-Übung für die Nacht zu praktizieren.

ANSPANNUNGEN LOSLASSEN – VISUALISIERUNG

Stell dir vor, wie physische, mentale und emotionale Anspannungen deinen Körper verlassen, indem sie aus dem Körper fließen. Stell dir zuerst vor, wie körperliche Anspannungen, auch Krankheiten oder Schmerzen, zum Körper herausströmen. Übergib diese Anspannungen einem imaginären Fluss oder der Erde. Stell dir dann vor, wie Gedanken, die du nicht mehr haben möchtest, zum Kopf herausfließen. Stell dir zum Abschluss vor, wie alle Gefühle, die dein Wohlbefinden beeinträchtigen, aus deinem Herzen herausfließen.

Spüre dann den gereinigten inneren Zustand.

Praktiziere diese Übung so lange, wie du es als notwendig empfindest, mindestens jedoch drei Minuten.

Diese Übung wird dazu führen, dass deine Gedanken ruhiger werden und du immer mehr in der inneren Stille ankommst.

ANSPANNUNGEN AUSATMEN

Die körperlichen, mentalen und emotionalen Anspannungen kannst du auch ausatmen. Führe dies wiederum in einzelnen Schritten aus und atme zuerst die physischen, dann die mentalen und schließlich die emotionalen Anspannungen aus. Wenn du schon etwas geübter bist, kannst du auch alle Anspannungen zusammen in einem oder mehreren Atemzügen ausatmen.

Praktiziere diese Übung so lange, wie du es als notwendig empfindest, mindestens jedoch drei ausgedehnte Atemzüge lang.

Diese Übung wird dazu führen, dass Körper und Geist sich entspannen können.

KÖRPERREISE

Reise mit geschlossenen Augen mit deiner Aufmerksamkeit dreimal durch deinen Körper. Beginne jeweils bei der rechten Hand und nimm innerlich einzelne Körperteile oder bestimmte Körperpartien bis hinunter zu den rechten Zehen wahr. Geh genauso vor auf der linken Seite.

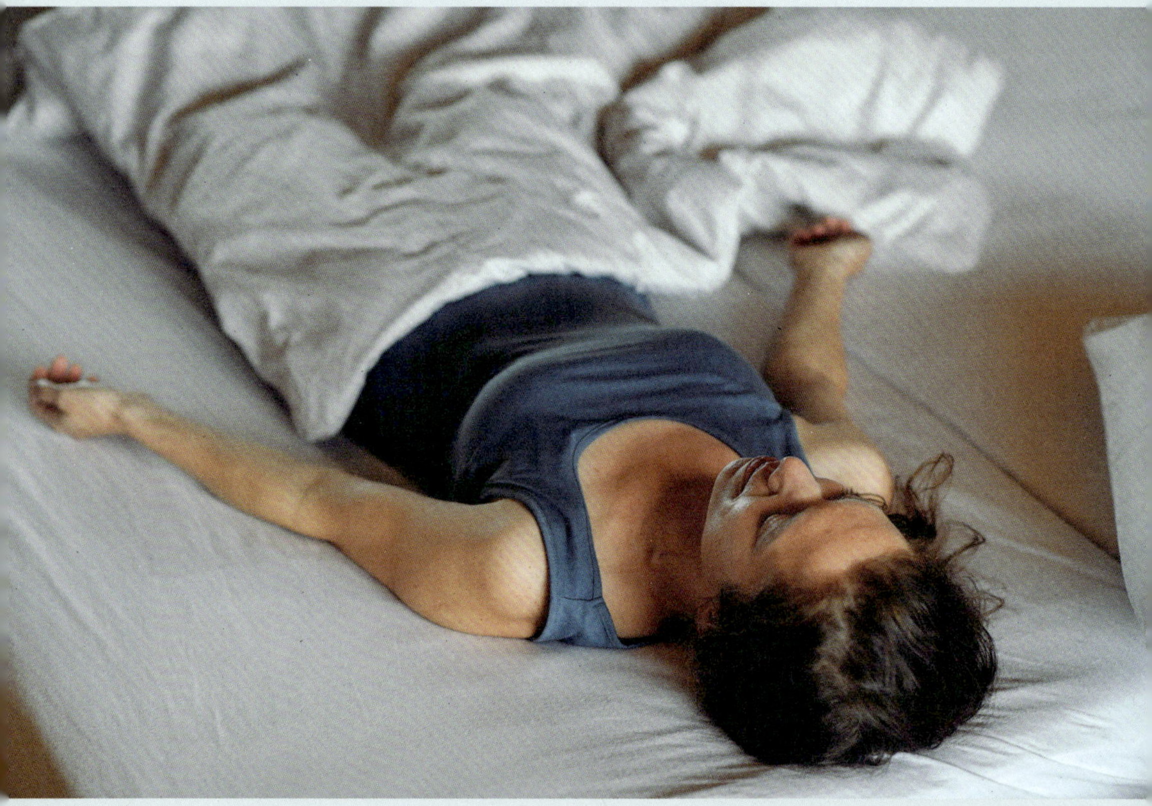

Spüre dabei jeden Körperteil, den du benennst. Diese kurze Übung entspricht dem Teil «Reise durch den Körper» in Yoga Nidra, lass dich dort inspirieren.

Praktiziere diese Übung so lange, wie du es als notwendig empfindest, mindestens jedoch fünf Minuten.

Diese Übung wird dazu führen, dass sich dein Körper angenehm entspannt.

IN DEN GROSSEN ZEHEN VERWEILEN

Lenke deine Aufmerksamkeit bewusst in eine oder in beide großen Zehen. Bleibe mit deiner Aufmerksamkeit dort. Nimm wahr, wie dadurch die Energie im Körper nach unten wandert, vom Kopf weg. Verweile dort so lange du magst, mindestens jedoch zwei bis drei Minuten.

Diese Übung wird dazu führen, dass die Energie aus dem Kopf herausfließt und dich vom Denken weg in den Körper hineinführt.

RÜCKWÄRTS ZÄHLEN

Zähle mit der Atmung von 50 oder 54 bis 1 zurück. Dies kannst du auch zweimal nacheinander tun. Zähle langsam und lass dabei die Atmung immer etwas ruhiger werden.

Diese Übung wird dazu führen, dass du dich immer mehr von den Erlebnissen des Tages löst, die Aufmerksamkeit nach innen lenkst und immer ruhiger wirst.

Energie und Gelassenheit spüren durch Yoga Nidra

Tiefenentspannung mit Yoga Nidra

Yoga Nidra ist eine Tiefenentspannungsübung, die in der Rückenlage praktiziert wird. Im Yoga wird diese *Shavasana,* die „Totenstellung", genannt, da der Körper ganz bewegungslos daliegt und wir uns zudem in der Bewegungslosigkeit des Geistes, also der Gedanken üben.

Nidra bedeutet „Schlaf". *Yoga Nidra,* der „yogische Schlaf", lehrt uns, dass wir uns auf ganz besondere Weise entspannen und regenerieren können.

Mit Yoga Nidra lernen wir Techniken kennen, die uns sowohl dazu verhelfen können, nachts besser zu schlafen, als auch tagsüber in einen Zustand zu kommen, in dem wir unglaublich viel Energie tanken. Yoga Nidra wird auch die „Perle der Tiefenentspannung" genannt, weil diese Übung uns tatsächlich in eine tiefe glückselige Entspannung führt, was auch immer wir gerade in unserem Leben erfahren.

Die tiefe Entspannung, die wir in Yoga Nidra erleben, ist sowohl auf physischer, auf mentaler als auch auf emotionaler Ebene wahrnehmbar. Anspannungen im physischen Körper lösen sich allmählich auf, die Gedanken kommen zur Ruhe und die Gefühle finden zu einem

Gleichgewicht. Wenn wir dort angelangt sind, kann sich unser gesamter Organismus besonders gut regenerieren.

Yoga Nidra ist eine knapp 30-minütige Übung, die immer mit einer Audioaufnahme praktiziert wird. In dieser halben Stunde pendelst du zwischen Alpha- und Theta-Hirnwellen hin und her. Da die Theta-Schwingung dem Dämmerschlaf entspricht, ist die Ansage wichtig, weil du in diesen Phasen der Übung zwar aufnahmefähig bist, aber dir proaktiv selbst keine Anleitungen geben kannst. Yoga Nidra kann sich für dich so anfühlen, als würdest du während dieser Übung „einschlafen". Es handelt sich dabei jedoch „nur" um Theta-Wellen und es ist kein Tiefschlaf.

Übersichtstabelle über die Hirnwellen-Bereiche

Name	Schwingung in Hertz (Schwingung pro Sekunde)	Zustand	Erleben
Beta	13-30	Wach sein	Der Geist ist aktiv
Alpha	8-12	Entspannung	Der Geist ist aktiv, aber entspannt
Theta	4-7	Dämmerschlaf	Der Geist ist aufnahmefähig, aber nicht proaktiv
Delta	0-4	Tiefschlaf	Schlafen

Tagsüber befinden wir uns im Beta-Bereich.

Normale Entspannungsübungen oder ein ganz ruhiger Moment auf dem Sofa oder in der Natur führen uns in den Alpha-Zustand.

Den Theta-Bereich haben wir sicherlich auch schon erlebt: wenn wir beispielsweise am Morgen aufwachen und einen Moment lang noch nicht ganz sicher sind, ob wir heute zur Arbeit gehen müssen oder ob Wochenende ist. Auch abends spüren wir den Theta-Zustand oft, wenn wir merken, dass wir gleich richtig tief einschlafen werden.

In einer normalen Nacht wechseln wir vom Beta- in den Alpha- und weiter in den Theta-Zustand. Im Unterschied zu Yoga Nidra treten dann auch mehrmals Delta- oder Tiefschlafphasen auf.

Während der Yoga-Nidra-Übung pendeln wir zwischen Alpha und Theta hin und her. Dies führt dazu, dass wir durch regelmäßiges Praktizieren auch nachts besser schlafen. Wir gelangen leichter vom Wachzustand (Beta) in die Entspannung (Alpha) gelangen, um dann in den Dämmerschlaf (Theta) zu gleiten, da wir dies bereits bei Yoga Nidra geübt haben.

Entspannen und Einschlafen ist etwas, das gelernt sein will. Regelmäßiges Praktizieren von Yoga Nidra führt dazu, dass Körper und Geist sich leichter auf die Entspannung einlassen können und auch länger und anhaltender darin verweilen können. Die Yogameister sagen zudem, und meine Erfahrung mit Tausenden von Teilnehmenden überall in der Welt hat bestätigt, dass das Praktizieren dieser halbstündigen Übung die Auswirkungen von drei bis vier Stunden Schlaf hat. Es ist also eine wunderbare Übung, um nach einer vielleicht nicht so guten Nacht auf einfache und effiziente Art und Weise Schlaf nachzuholen.

Yoga Nidra ist keine Einschlaftechnik an sich, da die klassische Übung dich erfrischt, regeneriert und Energie freisetzt. Einige Minuten nach der Übung wirst du spüren, wie du dich wach und fit fühlst. Dies wirst du mit der Übung «Yoga Nidra für besseren Schlaf» erleben (Track 1). Diese eignet sich zum Praktizieren am Morgen vor oder nach dem Aufstehen oder natürlich auch vormittags oder als Ergänzung in der Mittagspause.

Das regelmäßige Praktizieren von Yoga Nidra tagsüber hat vielfältige konkrete positive Auswirkungen, die dich darin unterstützen, wieder einen ruhigen und erholsamen Schlaf zu finden.

Du wirst weniger mentalen Stress erleben, wenn du nachts nicht gut schlafen kannst, da du weißt, dass du am folgenden Tag Yoga Nidra praktizieren kannst. Nach einer kürzeren Nacht oder einer Nacht mit nicht optimaler Schlafqualität ist Yoga Nidra am Tag darauf wahrlich wie Balsam für deinen Körper und deinen Geist. Dadurch wirst du dich den Tag über doch erholt und frisch fühlen.

Zudem hilft dir das regelmäßige Praktizieren von Yoga Nidra tagsüber, wieder zu einem normalen Schlafrhythmus zurückzufinden.

Nutze zum Einschlafen abends die in diesem Buch vorgestellte Einschlafmeditation. Wenn du nachts wach wirst, nutze dann das speziell konzipierte „Nacht-Yoga-Nidra".

Hier ist der Ablauf der Übung leicht verändert, damit du nach dem Anhören des Audios nicht wacher als vorher bist, sondern leichter wieder den Schlaf findest.

Lade diese Übung also gerne auch auf einen Mp3-Player, den du neben deinem Bett stehen hast. Wenn du die Übung auf dem Smartphone hörst, dann schalte bitte den Flugmodus ein. Wenn du nachts mal wach wirst und nicht gleich wieder einschlafen kannst, ist diese Übung eine Wohltat und hilft dir dabei, wieder Schlaf zu finden.

Die neun Schritte von Yoga Nidra

Jede Yoga-Nidra-Übung folgt einem klaren Ablauf. Die Übung besteht immer aus neun Schritten. Erfahre hier, welche positiven Auswirkungen jeder einzelne dieser Schritte auf das Schlafen hat.

1. Vorbereitung

Leg dich zur Vorbereitung bequem hin. Wähle wenn möglich die Rückenentspannungslage *Shavasana* (Totenstellung). Sollte dir das wegen Rückenproblemen oder einer Schwangerschaft nicht möglich sein, kannst du auch in der entspannten Seitenlage praktizieren. Befreie dich von einengender Kleidung und lege deine Brille und schweren Schmuck ab. Decke dich mit einer leichten (im Winter auch gerne mit einer wärmeren) Decke zu. Die Körpertemperatur wird während der Tiefenentspannung leicht sinken, du solltest dich während der ganzen Übung wohlig warm halten.

2. Erste Entspannung

Auf die Atmung konzentrieren, Gedanken vorbeiziehen lassen.
In diesem Teil von Yoga Nidra lernst du einige einfache Entspannungstechniken, die dich vom Beta- langsam in den Alpha-Zustand bringen. Diese Techniken sind:

- Sich vorstellen, dass der Körper immer wärmer und immer schwerer wird. Das führt zu muskulärer Entspannung im ganzen Körper.
- Sich auf den Atem konzentrieren, jedes Ein- und jedes Ausatmen beobachten. Dies erschwert es dem Geist, an etwas anderes zu denken.

- Zuschauen, wie die Gedanken an dir vorbeiziehen. Das lehrt dich, sich nicht mit den Gedanken zu identifizieren, nicht von einem Thema zum nächsten zu springen, sondern sich immer mehr auf die innere Ruhe zu fokussieren.

Wenn du beim Praktizieren von Yoga Nidra diese Techniken immer wieder einübst, wird es dir auch abends leichter fallen, körperliche, mentale und emotionale Anspannungen loszulassen und damit in den Alpha-Zustand zu kommen.

3. Vorsatz, Affirmation oder Sankalpa

Bei jeder Yoga-Nidra-Übung wirst du zu Beginn und am Ende dazu aufgefordert, einen positiven Satz dreimal zu wiederholen. Dieser Satz, auch *Sankalpa* genannt, wird sich in deinem Leben verwirklichen.

Bei der Yoga-Nidra-Übung in diesem Buch wird ein Sankalpa vorgegeben. Übe zuerst einige Wochen mit diesem vorgegebenen Sankalpa auf der Audioaufnahme. Danach kannst du dir gerne selbst einen eigenen Satz wählen. Achte dabei darauf, dass der Satz positiv und in der Gegenwart formuliert ist.

Wähle einen Satz, der repräsentiert, was du dir ganz besonders wünschst: etwas, das dir Ruhe, Entspannung und Gelassenheit bringt. Das könnte beispielsweise sein:

- Mein Schlaf ist erholsam.
- Ich schlafe ruhig.
- Ich schlafe entspannt ein, wenn ich es möchte.

4. Reise durch den Körper

   In diesem Teil wirst du eingeladen, mit deiner Aufmerksamkeit mental durch deinen Körper zu den einzelnen Körperteilen zu gehen. Das führt zu einer großen körperlichen Entspannung. Gleichzeitig werden sich die motorischen und sensorischen Felder auf deiner Hirnrinde ebenfalls entspannen, da die neuronale Aktivität in den entsprechenden Feldern abnimmt. Du übst auf diese Weise tatsächlich eine Ganzkörperentspannung. Diese ist wiederum etwas, das dir am Abend beim Einschlafen große Dienste erweisen wird.

   Lass deine Aufmerksamkeit ganz locker kreisen, streng dich nicht an. Allein das Lenken der Aufmerksamkeit führt zu Entspannung.

5. Mit der Atmung rückwärts zählen

   In diesem Teil zählst du im Rhythmus deiner Atmung rückwärts. Bei den meisten Yoga-Nidra-Übungen beginnt dies mit 27 (ein Viertel von 108), da dies im Yoga genauso wie 108 und 54 eine bedeutungsvolle Zahl ist. Es gibt beispielsweise 108 Upanishaden (philosophische indische Schriften) und die Mala, die yogische Kette zur Rezitation von Mantras, hat ebenfalls 108 Perlen.

   Dieses Rückwärtszählen hilft dir einerseits, deinen Geist von den ratternden Gedanken zu lösen, und hat andererseits eine sehr beruhigende und fokussierende Wirkung, da du dich nur auf deine Atmung und die jeweilige Zahl konzentrierst.

6. Gegensätzliche Körperwahrnehmungen spüren

   In diesem Teil nimmst du gegenteilige Körperwahrnehmung wie warm-kalt, schwer-leicht oder in fortgeschritteneren Übungen auch Gegensätze wie Schmerz und Freude wahr. Dies ist eine sehr gute Übung, um emotional, physisch und auch mental flexibel zu werden. Du lernst, dass du dich aus eigener Kraft von bestimmten Umständen lösen kannst, indem du dir das Gegenteil vorstellst.

7. Visualisierungen

   In diesem Teil wirst du dir bestimmte Qualitäten oder Bilder vorstellen, die dir besonders guttun. So lernt dein Geist, sich auf ruhige innere Bilder zu fokussieren und nicht auf irgendwelche Horrorszenarien.

   In den beiden als Audios verfügbaren Yoga-Nidra-Übungen sind es die folgenden Bilder:

   - der Mond
   - der Sternenhimmel
   - ein ruhiger See bei Nacht
   - die Weite des Universums

   Diese Bilder lassen dich Ruhe spüren und dich noch tiefer in die Entspannung eintauchen.

8. Vorsatz – das Sankalpa

   Hier wird der Vorsatz, das Sankalpa, nochmals dreimal wiederholt und damit seine Wirkung verstärkt. Wähle hier das gleiche Sankalpa wie zu Beginn der Übung, sei es das im Audio vorgegebene oder dein selbst gewähltes.

9. Abschluss

   In diesem Teil kommst du langsam aus dem Theta- oder Alpha-Zustand wieder in den Beta-Zustand zurück.

   Wenn du Yoga Nidra tagsüber praktizierst, steh langsam und behutsam wieder auf, um deinen Kreislauf nach der Entspannung schrittweise wieder anzuregen. Bei der Übung «Nacht-Yoga-Nidra» stelle einfach das Audio aus und schlafe entspannt weiter.

Beim Praktizieren von Yoga Nidra zur Linderung von Schlafstörungen sind zudem folgende Punkte zu beachten:

- Versuche mindestens drei Monate lang möglichst täglich Yoga Nidra zu praktizieren. Auf diese Weise wird Yoga Nidra einen nachhaltig positiven Einfluss auf deinen Schlafrhythmus und dein Energieniveau haben.
- Achte zudem darauf, dass du immer möglichst zur gleichen Tageszeit praktizierst, zum Beispiel immer um 7 Uhr oder um 12 Uhr, jedoch nicht nach 14 Uhr. Wenn du zu spät am Nachmittag oder abends praktizierst, könnte es sein, dass du dann am Abend zu viel Energie hast, um entspannt einschlafen zu können.

Auch wenn es dir nicht möglich sein sollte, diese beiden Empfehlungen streng zu befolgen, so empfehle ich dir trotzdem, beide Punkte als Richtschnur zu nehmen. Die Routine, die sich dabei einstellt, hat einen bedeutenden Einfluss auf die Verbesserung der Schlafqualität. Es ist wie im Sport: Ein verpasstes Training bei einem regelmäßigen Trainingsalltag hat kaum einen negativen Einfluss, solange eine gewisse Regelmäßigkeit beibehalten wird. Wenig hilfreich ist es jedoch, während zehn Tagen Yoga Nidra

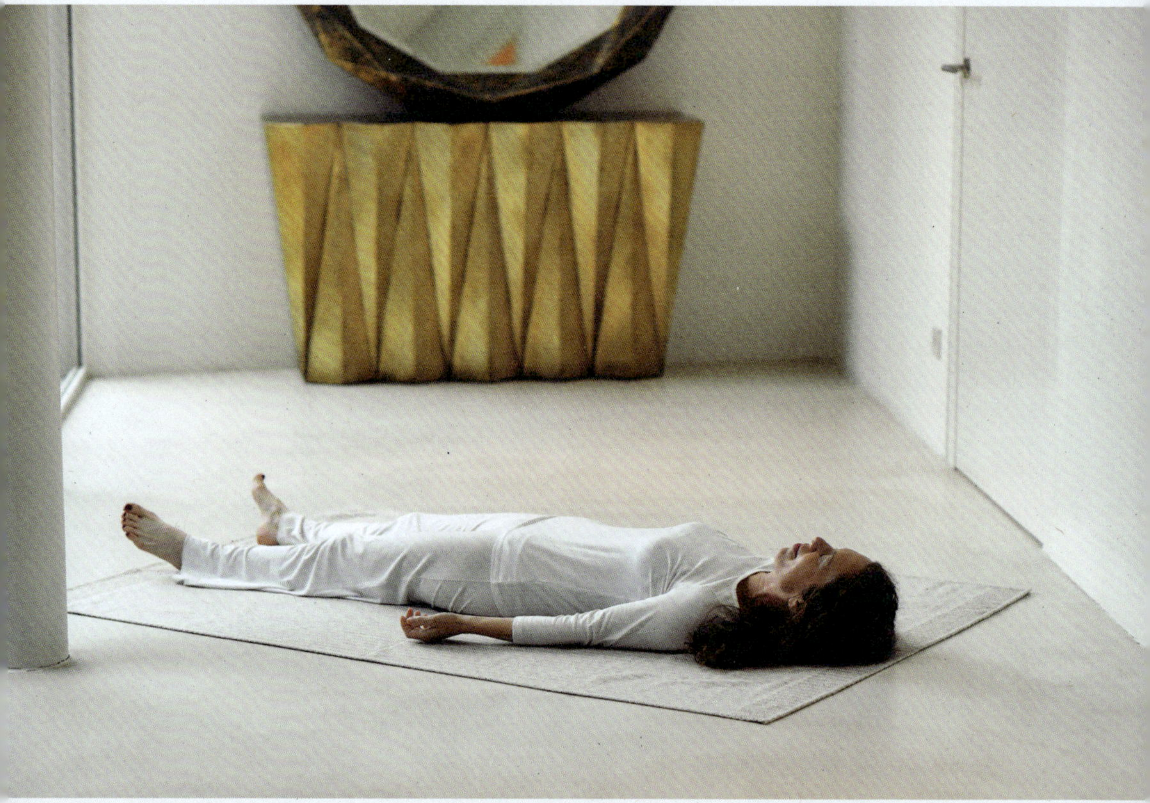

zweimal täglich zu praktizieren und dann wieder vierzehn Tage gar nicht. Genau das Gleiche gilt auch in jedem Sporttraining.

Fortgeschrittene Übung, wenn du noch tiefer in die Entspannung eintauchen willst:

DEN ALPHA- UND DEN THETA-ZUSTAND BEWUSST HERVORRUFEN

Lerne den Alpha- (Entspannung) und den Theta-Zustand (Dämmerschlaf), so wie du diese in der Yoga-Nidra-Übung erfährst, besser kennen. Achte während Yoga Nidra darauf, wie sich diese Zustände anfühlen. Spüre bewusst, wie Körper und Geist vom Wachzustand in die Entspannung gleiten, wie der Körper wärmer und schwerer wird und der Geist ruhiger. Nimm dann auch bewusst wahr, wie du während Yoga Nidra von der Entspannung tiefer in den Dämmerschlaf gleitest.

Übe dich dann auch darin, dich bewusst in diese Zustände zu bringen: Versuche sowohl im Alltag als auch dann, wenn du dich zum Schlafen zurückziehst, bewusst vom Wach- in den Entspannungszustand zu kommen, indem du beispielsweise die in diesem Buch vorgestellten kurzen Übungen anwendest. Du wirst das In-die- Entspannung-Kommen gut wahrnehmen. Spüre abends im Bett dann auch bewusst, wie du noch tiefer gehen kannst und in den Dämmerschlaf kommst, um noch tiefer zu entspannen und anschließend einzuschlafen.

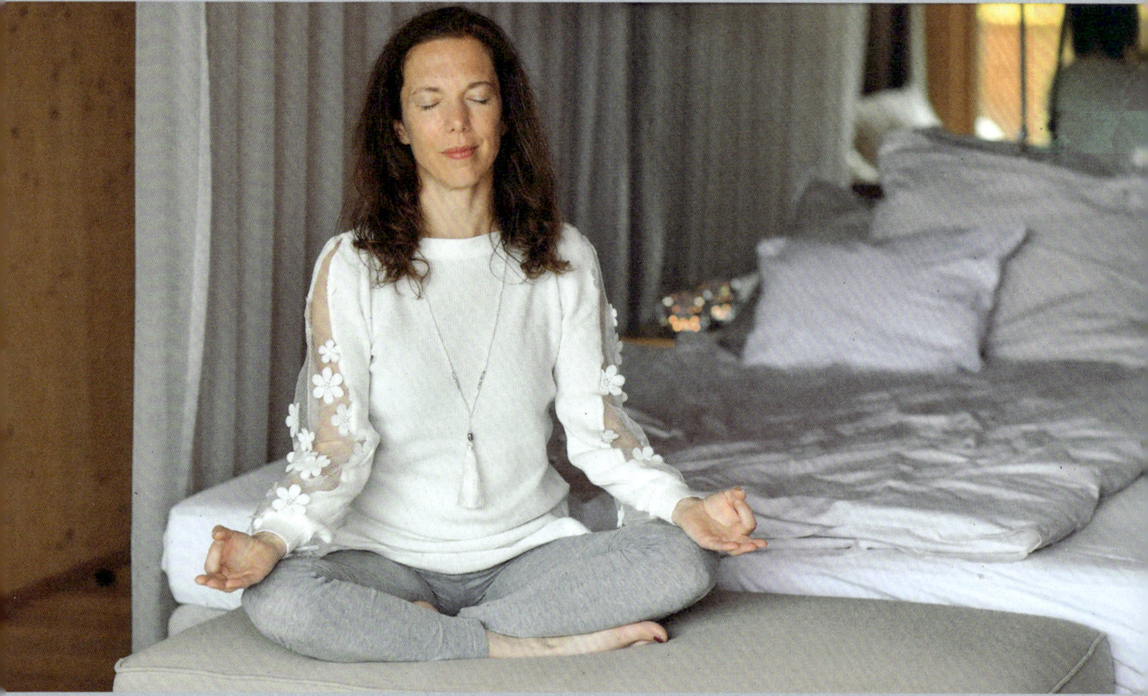

Meditieren für innere Ruhe und glückseligen Schlaf

Die Ruhe im Kopf genießen

Meditation bedeutet, den Geist zur Ruhe zu bringen und in die innere Stille einzutauchen. Dabei handelt es sich um etwas, das definitiv erlernt und geübt sein will, da sich unser Geist im Normalfall wie eine Horde Affen verhält und wild in der Gegend herumspringt. Für den Weg in die innere Stille müssen wir unseren eigenen Geist, unsere Gedanken kennen und bewusst steuern lernen.

An einem normalen Tag haben wir ungefähr 60.000 bis 70.000 Gedanken. Diese sind häufig automatisch und repetitiv. Darum wird oft von einem Gedankenkarussell im Kopf oder dem Affengeist gesprochen. Vielleicht hast du zudem auch schon beobachtet, dass wiederholt gerade negative Gedanken auftauchen. Wir verpassen dabei, in die Ruhe und Stille einzutauchen, uns selbst klar zu spüren und unsere Gedanken bewusst auszuwählen. Dank den universellen Gesetzen wissen wir, dass unsere inneren Umstände die äußere Realität kreieren.[2] Unsere Gedanken beeinflussen maßgeblich, was wir in der Außenwelt erleben. Wenn sich der Geist regelmäßig Sorgen macht und ängstlich ist sowie sich negative Szenarien ausmalt, was sich in der Zukunft alles ereignen könnte, ist die Wahrscheinlichkeit ziemlich groß, dass wir genau dies erleben werden.

2 Dabei handelt es sich um energetische Gesetzmäßigkeiten, denen wir immer und überall begegnen. Mehr darüber erfährst du in meinem Buch «Das Universum kennt deinen Weg», Windpferd Verlag.

Gerade wenn wir unter Schlafproblemen leiden, schleichen sich leicht negative Gedanken ein: Welche Auswirkungen könnte unser Schlafmangel haben und was resultiert daraus über die Jahre, wie fühlen wir uns, wenn wir zu wenig Schlaf haben, wie wird unsere Gesundheit darauf reagieren und vieles mehr.

Darum ist es wichtig, sich immer wieder auf Entspannung und die innere Stille zu fokussieren. So zementieren wir nicht genau die Umstände, die wir eigentlich nicht in unserem Leben haben möchten. Diese können wir dank bewusst ausgewählter Gedanken nämlich umkehren.

Deshalb ist regelmäßiges Meditieren ein wahrer Segen nicht nur für den Geist, sondern auch für das gesamte Wohlbefinden. Viele Menschen haben jedoch eine falsche Vorstellung von Meditation. Sie stellen sich vor, dass sie stundenlang stillsitzen sollen und keinen einzigen Gedanken haben dürfen, da ansonsten die Meditation keine Wirkung zeigen kann. Dem ist aber ganz und gar nicht so. In diesem Buch schlage ich dir eine Meditation vor, die du sowohl im Sitzen als auch im Liegen durchführen kannst. Dabei musst du gar nichts Besonderes erreichen oder möglichst die längste Zeit nur Stille wahrnehmen. Allein die Tatsache, dass du dir die Pause gönnst, dass du dir Zeit nimmst für dich selbst, wird schon viele Verbesserungen in deinem allgemeinen Wohlbefinden bringen. Zudem wirst du bald merken, dass sich durch eine gewisse Regelmäßigkeit in Kombination mit Yoga Nidra deine Erfahrungen in und mit der Meditation verändern werden.

Gewöhne dir an, regelmäßig zu meditieren. Wähle dafür die kurze Meditation, die ich dir hier vorstelle. Diese kannst du überall und jederzeit einbauen. Sieh es als Pause an, als Regeneration, als kleine Auszeit mit großer Wirkung.

Alles, was du für diese Meditation brauchst, ist ein Ort, an dem du dich hinsetzen oder hinlegen kannst: zu Hause, im Büro oder im Hotelzimmer, wenn du auf Reisen bist. Das kann auch auf deinem Bürostuhl oder dem Sofa sein, wenn die Kinder um dich herumspielen und wenn es anders nicht möglich ist. Du kannst sogar im Bus oder im Zug meditieren. Jeder Zeitpunkt während des Tages ist geeignet, um Körper und Geist zur Ruhe zu bringen. Bau also die Meditation in deinen Alltag ein, wann immer es für dich am besten passt.

Lass dich mit der Audiodatei durch die Meditation hindurchführen, solange du den Ablauf noch nicht verinnerlicht hast. Ich empfehle dir, Track 3 auf dein Handy herunterzuladen, damit du ihn immer dabei hast, wenn du unterwegs bist.

Natürlich kannst du jederzeit mit dem Audio meditieren, wenn dir die Führung durch die Stimme hilft, tiefer in die Meditation einzutauchen. Im Gegensatz zu Yoga Nidra kannst du dir jedoch die Meditation mit der Zeit auch selbst anleiten.

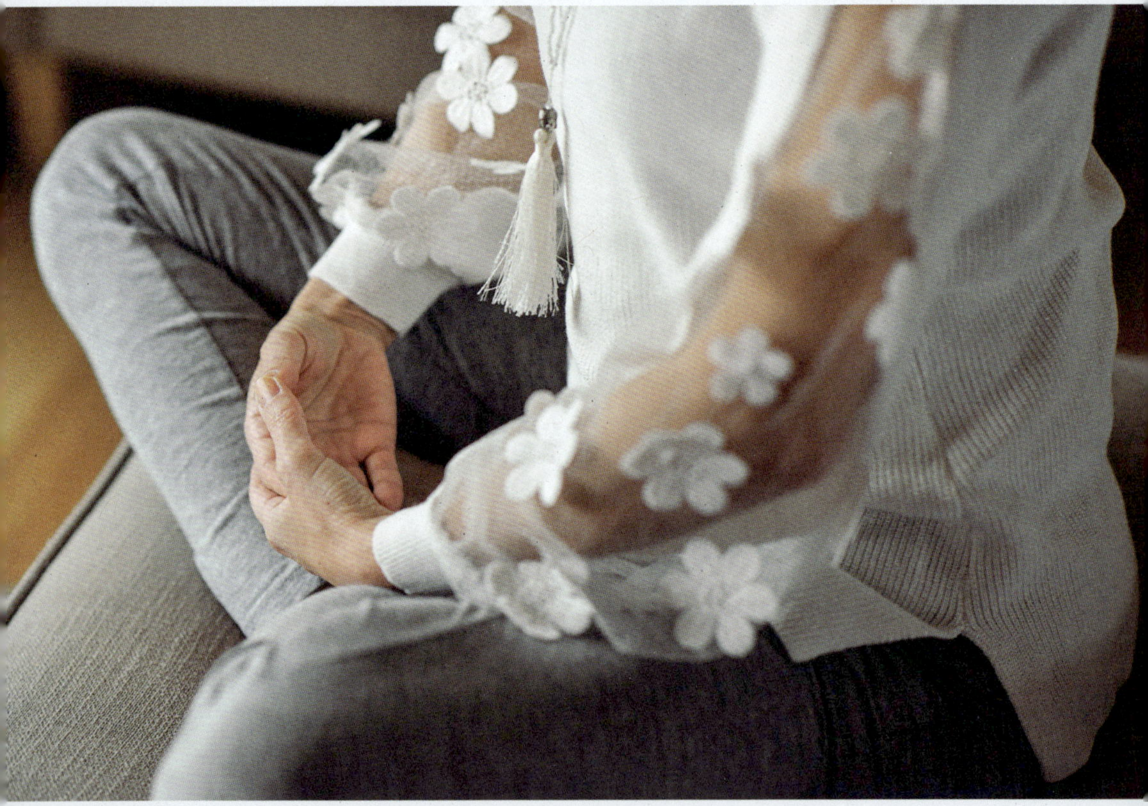

Bewerte die Erfahrungen nicht, die du in der Meditation machst. Lass Gedanken über deine Meditationserfahrung, wie: „Das war jetzt schön oder nicht, anstrengend oder nicht" etc. beiseite.

Erwarte auch nichts, sondern sei einfach stolz auf dich, dass du dir die Zeit für dich selbst genommen hast. Die Wirkungen der Meditationen werden nicht ausbleiben.

EINSCHLAFMEDITATION

Die Einschlafmeditation unterstützt dich dabei, abends ganz entspannt Schlaf finden zu können.

Hör dieses Audio, wenn du bereit dazu bist, schlafen zu gehen. Schalte das Licht aus und schlüpfe in deinem Pyjama ins Bett. Hör dir das Audio (Track 4) an und lass dich von der entspannenden Energie richtiggehend einlullen. Ich empfehle dir, dass du dir diese Meditation auf einen einfachen mp3-Player lädst, der neben deinem Bett stehen bleibt. So musst du dich nach der Meditation nicht noch mit deinem Handy beschäftigen. Solltest du keinen solchen Player haben, dann speichere das Audio lokal auf deinem Handy ab und stell dieses schon vor der Meditation auf Flugmodus.

Wenn du am Ende der Übung noch nicht eingeschlafen bist, dann zähle von 54 rückwärts. Mach dir keine Sorgen, dass du nicht genug Schlaf bekommst; wenn du morgens noch müde bist, wird dir die 30-minütige Yoga-Nidra-Übung (Track 1) helfen, die nötige Energie für den Tag zu bekommen.

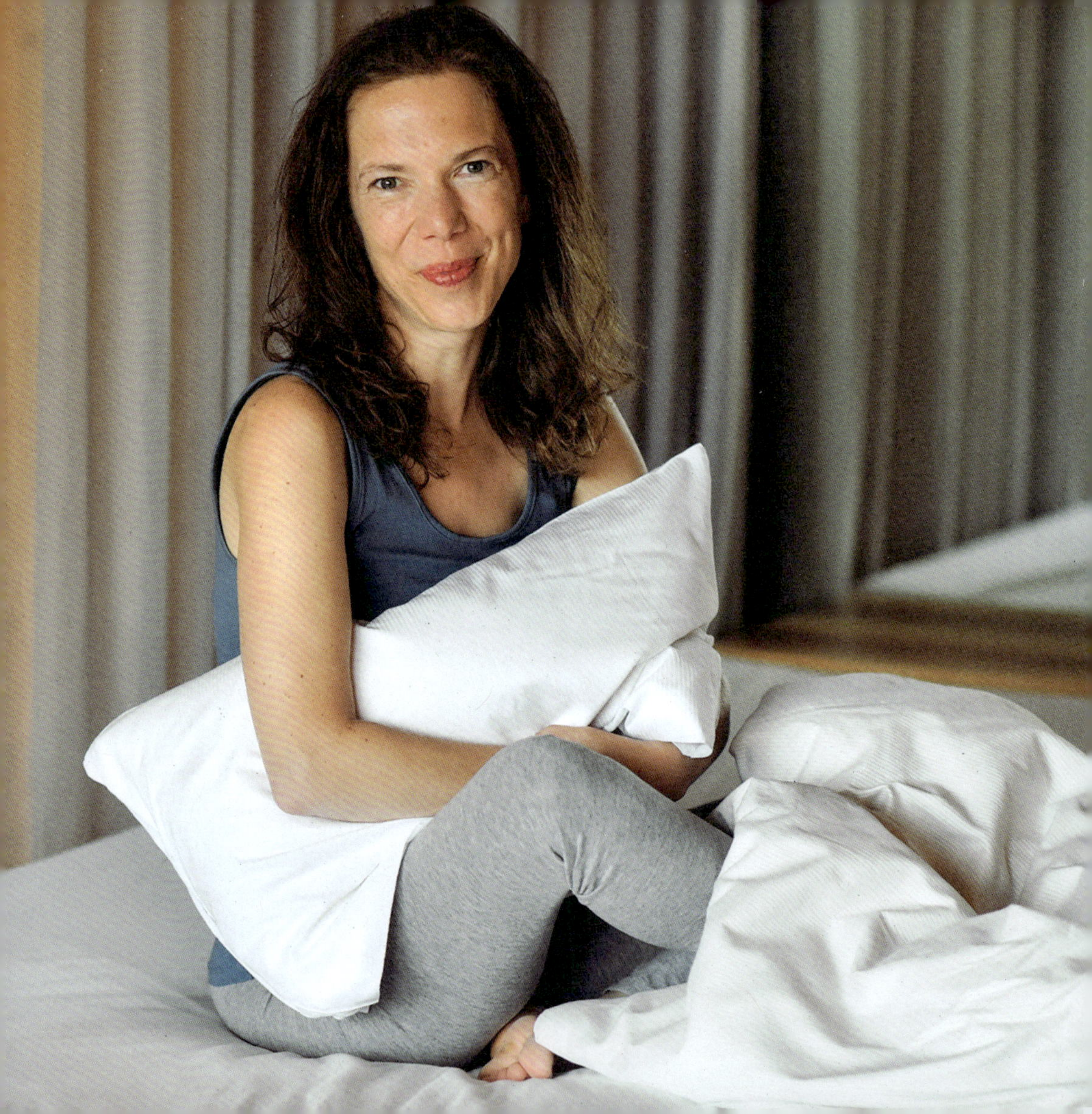

Ein Wort auf den Weg

Ich freue mich von Herzen für dich, dass du dich auf einen entspannten Weg zu erholsamem Schlaf machen willst und sich deine Schlaf- und Lebensqualität durch Yoga Nidra auf ein höheres Niveau anheben wird. Mit den zwei Yoga-Nidra-Übungen, der Meditation für Entspannung und innere Ruhe sowie der Einschlafmeditation hast du ein komplettes Set an Übungen für rund um den Tag. Praktiziere diese Übungen je nach Bedürfnis. Wenn du dich so immer wieder deiner Erholung und deinem Schlaf widmest wirst du schon bald viel mehr Energie verspüren.

Ich wünsche dir von Herzen täglich 24 Stunden entspannte Glückseligkeit und einen regelmäßigen tiefen Schlaf.

Melde dich gerne bei mir mit deinen Erfahrungen.
Ich freue mich, von dir zu hören:
backoffice@barbara-kuendig.ch

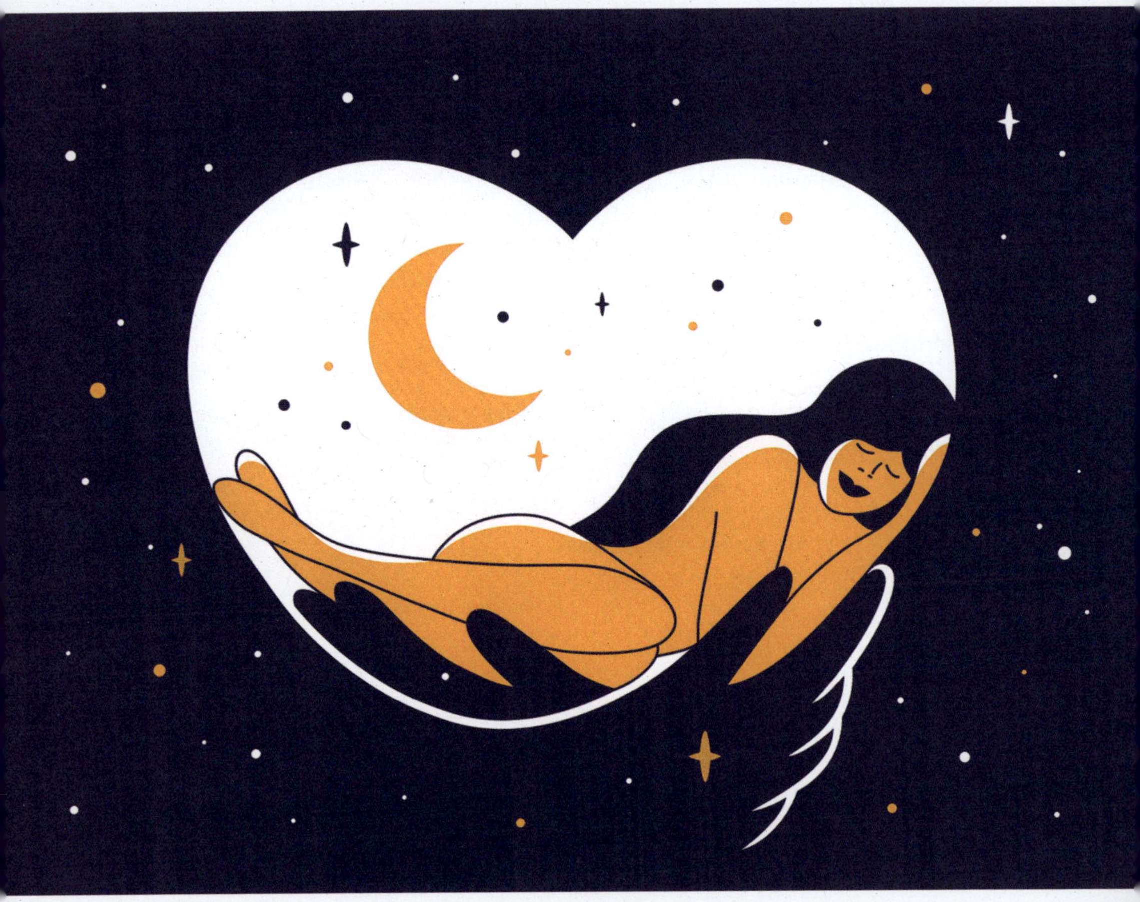

Anhang

Text „Yoga Nidra für besseren Schlaf“ *(Track 1)*

Willkommen zu Yoga Nidra für besseren Schlaf.

Lege dich auf einer Matte auf den Rücken.

Achte darauf, dass dein Körper von Kopf bis Fuß gerade auf der Unterlage liegt.

Deine Füße sind hüftbreit auseinander, deine Zehen fallen locker nach außen.

Deine Arme sind etwas vom Körper entfernt, die Handflächen weisen nach oben.

Achte darauf, dass deine Kleidung dich nicht einengt und dass du bequem auf der Matte liegst.

Bleibe während der ganzen Übung bewegungslos liegen.

Schließe deine Augen.

Halte deine Augen bis zum Ende der Übung geschlossen. Du wirst dann aufgefordert, die Augen wieder zu öffnen.

Atme tief ein.

Nimm während des Ausatmens wahr, wie sich alle Sorgen des Alltags verflüchtigen.

Bleibe mit deiner Aufmerksamkeit während der folgenden Atemzüge bewusst beim Einatmen und beim Ausatmen.

Es ist wichtig, dass du während dieser Entspannungsübung wach bleibst.

Sag dir: ich bleibe während der ganzen Übung wach.

Bleibe einfach bequem und entspannt liegen und folge den Anweisungen.

Wenn Gedanken auftauchen, lass diese einfach an dir vorbeiziehen, wie Wolken am Himmel.

Schenke den Gedanken keine Aufmerksamkeit.

Erlaube dir, ganz ruhig zu werden.

Lenke deine Aufmerksamkeit jetzt zu deinem Körper.

Nimm die Entspannung und die innere Ruhe wahr.

Fühle, wie dein ganzer Körper entspannt ist.

Fühle, wie dein Körper schwer ist.

Fasse jetzt den Vorsatz: «Ich schlafe immer gut.»

Sag jetzt diesen Vorsatz dreimal für dich auf.

Sieh vor deinem inneren Auge auch, wie der Vorsatz auf einem Stück Papier geschrieben steht.

Dieser Vorsatz wird sich in deinem Leben verwirklichen.

Beginne jetzt mit deiner Aufmerksamkeit eine Reise durch deinen Körper.

Bleib dabei aufmerksam, aber konzentriere dich nicht zu intensiv.

Lenke deine Aufmerksamkeit zu den folgenden Körperteilen:

Rechte Hand, Daumen, Zeigefinger, Mittelfinger, Ringfinger, kleiner Finger, rechte Handinnenfläche, Handrücken, Handgelenk, Unterarm, Ellenbogen, Oberarm, Schulter, rechte Hüfte, Oberschenkel, Knie, Unterschenkel, Fußgelenk, Ferse, Fußsohle, rechte große Zehe, 2. Zehe, 3. Zehe, 4. Zehe, 5. Zehe.

Lenke deine Aufmerksamkeit nun zu den folgenden Körperteilen:

Linke Hand, Daumen, Zeigefinger, Mittelfinger, Ringfinger, kleiner Finger, linke Handinnenfläche, Handrücken, Handgelenk, Unterarm, Ellenbogen, Oberarm, Schulter, linke Hüfte, Oberschenkel, Knie, Unterschenkel, Fußgelenk, Ferse, Fußsohle, linke große Zehe, 2. Zehe, 3. Zehe, 4. Zehe, 5. Zehe.

Lenke deine Aufmerksamkeit jetzt zu deinem Rücken:

Rechtes Schulterblatt, linkes Schulterblatt, Wirbelsäule, gesamter Rücken.

Lenke deine Aufmerksamkeit jetzt zu:

Scheitel, Stirn, Augen, Ohren, Wangen, Nase, Mund, Kinn, Hals, Brust, Bauch.

Bleibe wach, aufmerksam und ruhig.

Lenke deine Aufmerksamkeit jetzt zu den folgenden Körperteilen:

Rechtes Bein, linkes Bein, beide Beine, rechter Arm, linker Arm, beide Arme, Rücken, Bauch, Kopf.

Nimm jetzt deinen ganzen entspannten Körper wahr …

Deinen ganzen entspannten Körper ...

Deinen ganzen entspannten Körper ...

Bleibe wach, aufmerksam und ruhig.

Dein Körper liegt ruhig und entspannt auf der Unterlage.

Sieh in deinem Geist, wie dein Körper ruhig und entspannt auf der Unterlage liegt.

Lenke deine Aufmerksamkeit jetzt zu deinem Atem.

Nimm wahr, wie du ein- und ausatmest.

Verändere deinen Atemrhythmus nicht.

Bleibe mit deiner Aufmerksamkeit beim Einatmen und beim Ausatmen.

Konzentriere dich jetzt auf die Bewegungen deines Bauches.

Achte darauf, wie sich dein Bauch bei jedem Einatmen hebt und bei jedem Ausatmen senkt.

Bleibe mit deiner Aufmerksamkeit bei deinem Bauch.

Beginne jetzt im Rhythmus deiner Atmung von 27 an rückwärts zu zählen.

Einatmen, ausatmen: 27

Einatmen, ausatmen: 26

Einatmen, ausatmen: 25

Fahre für dich mit dem Rückwärtszählen fort.

Lenke jetzt deine Aufmerksamkeit in deinen Brustraum.

Achte darauf, wie sich deine Brust bei jedem Einatmen hebt und bei jedem Ausatmen senkt.

Bleibe mit deiner Aufmerksamkeit bei deiner Brust.

Beginne jetzt im Rhythmus deiner Atmung von 27 an rückwärts zu zählen.

Einatmen, ausatmen: 27

Einatmen, ausatmen: 26

Einatmen, ausatmen: 25

Fahre für dich mit dem Rückwärtszählen fort.

Lenke jetzt deine Aufmerksamkeit zu deiner Nase.

Achte darauf, wie bei jedem Einatmen Luft in deine Nase strömt und bei jedem Ausatmen Luft aus deiner Nase strömt.

Bleibe mit deiner Aufmerksamkeit bei deiner Nase.

Beginne jetzt im Rhythmus deiner Atmung von 27 an rückwärts zu zählen.

Einatmen, ausatmen: 27

Einatmen, ausatmen: 26

Einatmen, ausatmen: 25

Fahre für dich mit dem Rückwärtszählen fort.

Fühle, wie dein Körper ganz schwer ist.

Nimm jetzt wahr, wie dein Körper immer leichter wird.

Fühle, wie dein Körper ganz kühl ist.

Nimm jetzt wahr, wie dein Körper immer wärmer wird.

Stell dir jetzt die folgenden Bilder in deinem Geist vor:

der Mond, der Mond, der Mond …

der Sternenhimmel, der Sternenhimmel, der Sternenhimmel …

ein ruhiger See bei Nacht, ein ruhiger See bei Nacht, ein ruhiger See bei Nacht …

die Weite des Universums, die Weite des Universums, die Weite des Universums …

Wiederhole jetzt dreimal für dich den Vorsatz: «Ich schlafe immer gut.»

Dieser Vorsatz wird sich in deinem Leben verwirklichen.

Komm jetzt mit deiner Aufmerksamkeit zu deinem Körper zurück.

Dein Körper liegt ganz entspannt auf der Unterlage: Du atmest ruhig ein und aus.

Lass deine Augen weiter geschlossen.

Beginne langsam deine Hände und Füße zu bewegen.

Bewege auch deine Arme und Beine.

Beginne ohne Eile, dich zu räkeln und zu strecken.

Öffne jetzt deine Augen.

Genieße weiterhin deinen frischen und entspannten Zustand und später den erholsamen Nachtschlaf.

Text „Nacht-Yoga-Nidra" *(Track 2)*

Willkommen zum Nacht-Yoga-Nidra.

Leg dich in deinem Bett auf den Rücken.

Achte darauf, dass dein Körper von Kopf bis Fuß gerade auf der Matratze liegt.

Deine Füße sind hüftbreit auseinander, deine Zehen fallen locker nach außen.

Deine Arme sind etwas vom Körper entfernt, die Handflächen weisen nach oben.

Achte darauf, dass dein Körper sich wohlfühlt.

Bleibe während der ganzen Übung bewegungslos liegen.

Schließe deine Augen.

Halte deine Augen bis zum Ende der Übung geschlossen.

Lenke deine Aufmerksamkeit zu deinem natürlichen Atemrhythmus.

Bleibe mit deiner Aufmerksamkeit während der folgenden Atemzüge bewusst beim Einatmen und beim Ausatmen.

Lass mit dem Ausatmen immer mehr los.

Wenn Gedanken auftauchen, lass diese einfach an dir vorbeiziehen.

Schenke ihnen keine Aufmerksamkeit.

Erlaube dir, immer ruhiger zu werden.

Fühle, wie dein ganzer Körper entspannt ist.

Fühle, wie dein Körper schwer ist.

Fass jetzt den Vorsatz: «Ich schlafe ganz entspannt.»

Sag jetzt diesen Vorsatz dreimal für dich auf.

Sieh vor deinem inneren Auge auch, wie der Vorsatz auf einem Stück Papier geschrieben steht.

Beginne jetzt mit deiner Aufmerksamkeit eine Reise durch deinen Körper.

Lenke deine Aufmerksamkeit zu den folgenden Körperteilen:

Rechte Hand, Daumen, Zeigefinger, Mittelfinger, Ringfinger, kleiner Finger, rechte Handinnenfläche, Handrücken, Handgelenk, Unterarm, Ellenbogen, Oberarm, Schulter, rechte Hüfte, Oberschenkel, Knie, Unterschenkel, Fußgelenk, Ferse, Fußsohle, rechte große Zehe, 2. Zehe, 3. Zehe, 4. Zehe, 5. Zehe.

Lenke nun deine Aufmerksamkeit zu den folgenden Körperteilen:

Linke Hand, Daumen, Zeigefinger, Mittelfinger, Ringfinger, kleiner Finger, linke Handinnenfläche, Handrücken, Handgelenk, Unterarm, Ellenbogen, Oberarm, Schulter, linke Hüfte, Oberschenkel, Knie, Unterschenkel, Fußgelenk, Ferse, Fußsohle, linke große Zehe, 2. Zehe, 3. Zehe, 4. Zehe, 5. Zehe.

Lenke deine Aufmerksamkeit jetzt zu deinem Rücken:

Rechtes Schulterblatt, linkes Schulterblatt, Wirbelsäule, gesamter Rücken.

Lenke deine Aufmerksamkeit jetzt zu:

Scheitel, Stirn, Augen, Ohren, Wangen, Nase, Mund, Kinn, Hals, Brust, Bauch.

Bleibe wach, aufmerksam und ruhig.

Lenke deine Aufmerksamkeit jetzt zu den folgenden Körperteilen:

Rechtes Bein, linkes Bein, beide Beine, rechter Arm, linker Arm, beide Arme, Rücken, Bauch, Kopf.

Lenke deine Aufmerksamkeit jetzt zum:

Oberkörper, dem Becken, den Beinen, den Füßen, den Füßen, den Füßen ...

Nimm jetzt deinen ganzen entspannten Körper wahr ...

Deinen ganzen entspannten Körper ...

Deinen ganzen entspannten Körper ...

Bleibe ganz entspannt und ruhig.

Lenke deine Aufmerksamkeit jetzt zu deinem Atem.

Nimm wahr, wie du ein- und ausatmest.

Verändere deinen Atemrhythmus nicht.

Bleibe mit deiner Aufmerksamkeit beim Einatmen und beim Ausatmen.

Konzentriere dich jetzt auf die Bewegungen deines Bauches.

Achte darauf, wie sich dein Bauch bei jedem Einatmen hebt und bei jedem Ausatmen senkt.

Bleibe mit deiner Aufmerksamkeit bei deinem Bauch.

Beginne jetzt im Rhythmus deiner Atmung von 54 an rückwärts zu zählen.

Einatmen, ausatmen: 54

Einatmen, ausatmen: 53

Einatmen, ausatmen: 52

Fahre für dich mit dem Zählen fort.

Immer rückwärts zählen …

Ganz entspannt rückwärts zählen …

Fühle, wie dein Körper ganz schwer ist.

Nimm jetzt wahr, wie dein Körper immer leichter wird.

Fühle, wie dein Körper ganz schwer ist.

Nimm jetzt wahr, wie dein Körper immer leichter wird.

Fühle, wie dein Körper ganz schwer ist.

Nimm jetzt wahr, wie dein Körper immer leichter wird.

Stell dir jetzt die folgenden Bilder in deinem Geist vor:

der Mond, der Mond, der Mond …

der Sternenhimmel, der Sternenhimmel, der Sternenhimmel …

ein ruhiger See bei Nacht, ein ruhiger See bei Nacht, ein ruhiger See bei Nacht …

die Weite des Universums, die Weite des Universums, die Weite des Universums …

Wiederhole jetzt dreimal für dich den Vorsatz: «Ich schlafe ganz ruhig.»

Dieser Vorsatz wird sich in deinem Leben verwirklichen.

Spüre, wie dein Körper ganz entspannt ist, ganz entspannt …

Der Atem fließt ruhig, ganz ruhig …

Der Geist ist ruhig, ganz ruhig …

Lass deine Augen geschlossen und spüre die tiefe Entspannung, die tiefe Entspannung, die tiefe Entspannung …

Text Meditation „Entspannung und innere Ruhe“ *(Track 3)*

Willkommen zu einer Meditation für Entspannung und innere Ruhe.

Setze oder lege dich bequem hin.

Schließe deine Augen und lenke deine Aufmerksamkeit ganz nach innen.

Löse dich von äußeren Sinneseindrücken, Geräuschen, Gerüchen, aber auch von Erinnerungen oder von Geschehnissen des heutigen Tages, und komm ganz bei dir selbst an.

Beobachte einige Atemzüge lang bewusst deine Atmung, jedes Einatmen und jedes Ausatmen.

Spüre, wie mit jedem Ausatmen alle Anspannungen aus dir herausfließen.

Mit jedem Einatmen tankst du dann frische Energie.

Ausatmen: Alle Anspannungen fließen aus dir heraus, Einatmen: Du tankst frische Energie.

Ausatmen: Alle Anspannungen fließen aus dir heraus.

Einatmen: Du tankst frische Energie.

Nimm jetzt wahr, was in deinem Inneren vor sich geht. Verweile einfach mit deiner Aufmerksamkeit in deinem Inneren.

Vielleicht nimmst du Ruhe wahr und Entspannung, vielleicht nimmst du Gedanken wahr, die auftauchen. Alles darf sein, was du jetzt spürst und wahrnimmst.

Bewerte es nicht, sondern nimm einfach wahr. Nimm einfach wahr …

Lass jetzt deine Gedanken ganz bewusst an dir vorbeiziehen.

Verwickle dich nicht in irgendwelche Geschichten, sondern lass die Gedanken vorbeiziehen. Stell dir vor, du liegst im Sommer auf einer Wiese und schaust in den Himmel. Die Wolken ziehen über dir vorbei. Genauso ziehen deine Gedanken an dir vorbei.

Wende deine Aufmerksamkeit immer wieder in deinen inneren Raum.

Wenn ein Gedanke auftaucht, dann lass auch diesen wieder an dir vorbeiziehen.

Jeder Gedanke ist wie eine Wolke am Himmel. Du beobachtest sie und lässt sie weiterziehen. Lass jeden Gedanken einfach weiterziehen.

Alle Gedanken ziehen an dir vorbei.

Spüre, wie dein Geist immer ruhiger wird, deine Gedanken immer ruhiger fließen und stetig an dir vorbeiziehen.

Ruhe und Stille.

Ruhe und Entspannung.

Beginne jetzt langsam deinen Körper wieder zu bewegen.

Strecke dich und öffne langsam wieder deine Augen.

Geh jetzt ganz ausgeglichen und entspannt wieder in deinen Alltag.

Text „Einschlafmeditation" *(Track 4)*

Willkommen zu einer Entspannungsübung und Meditation, die vor dem Einschlafen praktiziert werden kann.

Lege dich bitte bequem in dein Bett. Schalte das Licht aus. Richte es dir ganz bequem ein, deinen Körper, die Liegeposition, den Schlafanzug und die Bettwäsche, bis du dich vollkommen wohlfühlst.

Schließe nun die Augen und halte sie geschlossen.

Atme tief ein und spüre beim Ausatmen, wie alle deine Sorgen aus dir herausfließen.

Beim Ausatmen fließen deine Sorgen aus dir heraus.

Ausatmen: Alle Sorgen fließen aus dir heraus ...

Lenke deine Aufmerksamkeit jetzt zu den Geräuschen außerhalb des Gebäudes. Nimm alle Geräusche außerhalb des Gebäudes wahr.

Werde dir jetzt der Geräusche innerhalb des Gebäudes, in diesem Raum bewusst. Entwickle ein Bewusstsein für diesen Raum ... die Wände, die Decke, deinen Körper, der im Bett liegt. Sieh deinen Körper im Bett liegen und werde dir deiner physischen Existenz bewusst.

Lenke jetzt deine Aufmerksamkeit ganz in deinen inneren Raum.

Nimm deinen inneren Raum und die innere Stille wahr.

Die innere Stille …

Die innere Stille …

Werde dir nun deines natürlichen Atems bewusst, werde dir deines natürlichen Atems vollkommen bewusst.

Spüre, wie du dich mehr und mehr entspannst.

Ruhige Atmung, innere Stille …

Ruhige Atmung, innere Stille …

Beginne nun mit dem Kreisen der Aufmerksamkeit, indem du eine Reise durch die verschiedenen Teile deines Körpers machst.

Lenke deine Aufmerksamkeit zu den folgenden Körperteilen:

Rechte Hand, Daumen, Zeigefinger, Mittelfinger, Ringfinger, kleiner Finger, rechte Handinnenfläche, Handrücken, Handgelenk, Unterarm, Ellenbogen, Oberarm, Schulter, rechte Hüfte, Oberschenkel, Knie, Unterschenkel, Fußgelenk, Ferse, Fußsohle, rechte große Zehe, 2. Zehe, 3. Zehe, 4. Zehe, 5. Zehe.

Lenke nun deine Aufmerksamkeit zu den folgenden Körperteilen:

Linke Hand, Daumen, Zeigefinger, Mittelfinger, Ringfinger, kleiner Finger, linke Handinnenfläche, Handrücken, Handgelenk, Unterarm, Ellenbogen, Oberarm, Schulter, linke Hüfte, Oberschenkel, Knie, Unterschenkel, Fußgelenk, Ferse, Fußsohle, linke große Zehe, 2. Zehe, 3. Zehe, 4. Zehe, 5. Zehe.

Lenke deine Aufmerksamkeit jetzt zu deinem Rücken:

Rechtes Schulterblatt, linkes Schulterblatt, Wirbelsäule, gesamter Rücken.

Lenke deine Aufmerksamkeit jetzt zu:

Scheitel, Stirn, Augen, Ohren, Wangen, Nase, Mund, Kinn, Hals, Brust, Bauch.

Lenke deine Aufmerksamkeit jetzt zu den folgenden Körperteilen:

Rechtes Bein, linkes Bein, beide Beine, rechter Arm, linker Arm, beide Arme, Rücken, Bauch, Kopf.

Lenke deine Aufmerksamkeit jetzt zum:

Oberkörper, dem Becken, den Beinen, den Füßen ...

Und nochmals:

Scheitel, Stirn, Augen, Ohren, Wangen, Nase, Mund, Kinn, Hals, Brust, Bauch.

Rechtes Bein, linkes Bein, beide Beine, rechter Arm, linker Arm, beide Arme, Rücken, Bauch, Kopf.

Oberkörper, Becken, Beine, die Füße, die Füße, die Füße ...

Nimm jetzt den ganzen entspannten Körper wahr ...

Den ganzen entspannten Körper ...

Den ganzen entspannten Körper ...

Lenke nun deine Aufmerksamkeit auf deinen natürlichen Atemrhythmus.

Nimm jedes Ein- und jedes Ausatmen wahr.

Beobachte nun die Atmung in deiner Nase: Beim Einatmen strömt die Luft durch die Nase in deinen Körper hinein, beim Ausatmen strömt die Luft durch die Nase aus deinem Körper heraus.

Bleibe mit deiner Aufmerksamkeit beim Ein- und Ausströmen der Luft in deiner Nase und beginne gleichzeitig, deine Atemzüge rückwärts zu zählen:

Einatmen: 54, Ausatmen: 54,

Einatmen: 53, Ausatmen: 53,

Einatmen: 52, Ausatmen: 52,

und so weiter.

Zähle gedanklich weiter, während du die Atmung in der Nase beobachtest.

Sei dir deiner Atmung und des Zählens völlig bewusst.

Die Atmung ist langsam und entspannt.

Zähle bitte weiter, die Atmung ist langsam und entspannt.

Du bist ganz entspannt, du bist ganz entspannt.

Vollkommene Entspannung in Körper und Geist, vollkommene tiefe Entspannung …

Vollkommene tiefe Entspannung …

Link zu den geführten Übungen herunterladen:

https://www.windpferd.de/besser-schlafen-mit-yoga-nidra-downloads

User: besser-schlafen22 *PWD:* sJ6!b2eViY3RyT

oder ganz einfach den QR-Code einscannen

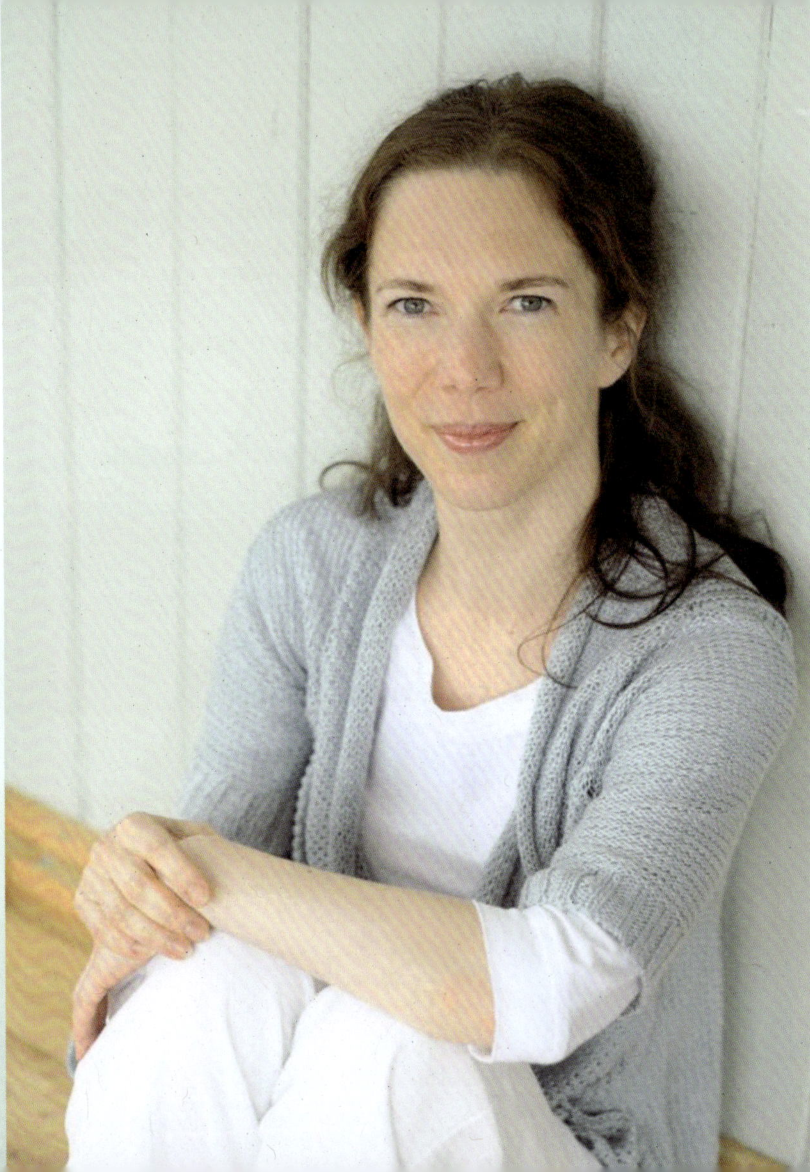

Über die Autorin

Barbara Kündig leitet seit vielen Jahren ihr Online-Transformationsprogramm „Life Mastery", in dem sie schon viele Teilnehmende dabei begleitet hat, zur wahren Meisterin ihres Lebens zu werden.

Zudem gibt sie Ausbildungskurse zu Intuition, Life Mastery, Meditation und Yoga Nidra weltweit.

Sie hat Psychologie sowie Staatswissenschaften studiert, ist Yogalehrerin und Mutter von zwei Kindern.

Sie unterrichtet und begleitet die Teilnehmenden an ihren Kursen mit viel Liebe, Intuition, Klarheit und Humor.

Mehr Informationen und kostenfreie Meditationen findest du unter:
www.barbara-kuendig.ch

Bücher, CDs und Kartensets von Barbara Kündig im Windpferd-Verlag

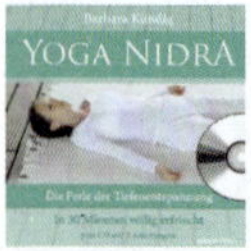

Yoga Nidra

Die Perle der Tiefenentspannung – In 30 Minuten völlig erfrischt (Buch und CD), 2010
Yoga Nidra gilt als der Hochkaräter unter den Entspannungstechniken. Zu den erstaunlichsten Effekten der Übung gehört, dass sie Körper und Geist tiefgreifend entspannt und regeneriert. Anschließend fühlt man sich erfrischt wie nach drei Stunden Schlaf.
ISBN 978-3-89385-637-4

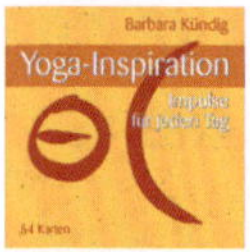

Yoga-Inspiration

Impulse für jeden Tag – 54 Karten (Kartenset), 2011
Inspirationen aus dem Yoga sind für viele Lebensbereiche geeignet: Beruf, Partnerschaft, Familie, Finanzen, persönliche und berufliche Projekte, Alltägliches, Gesundheitsfragen, Persönlichkeitsentwicklung. Sie helfen auch in schwierigen Situationen oder in Zeiten von Veränderungen, uns neu auszurichten.
ISBN 978-3-89385-665-7

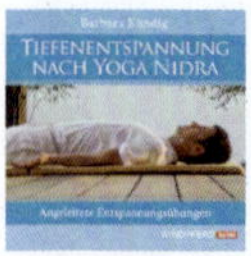

Tiefenentspannung nach Yoga Nidra

Angeleitete Entspannungsübungen (CD), 2012
Die CD enthält die komplette Anleitung zur Tiefenentspannung mit Yoga Nidra und drei weitere Kurzentspannungen, die Körper und Geist Energie geben, die Konzentration und die persönliche Verwirklichung fördern.
ISBN 978-3-86410-001-7

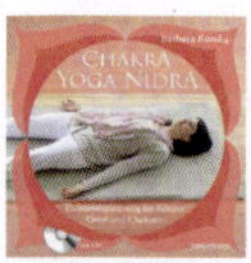

Chakra-Yoga-Nidra

Tiefenentspannung für Körper, Geist und Chakren (Buch und CD), 2014
Yoga-Nidra ist eine äußerst wirksame Form der yogischen Tiefenentspannung, die auch als Yogaschlaf bezeichnet wird. Besonders in stressigen Zeiten erweist sie sich als sehr effektiv und schenkt bereits nach 20 Minuten frische Energie.
ISBN: 978-3-86410-081-9

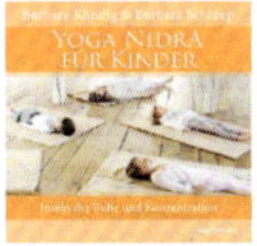

Yoga Nidra für Kinder Co-Autorin: Barbara Schluep

Inseln der Ruhe und Konzentration (Buch und CD), 2015

Das neue Buch der Erfolgsautorin Barbara Kündig, zusammen mit Barbara Schluep, vermittelt die wichtigsten Informationen über Yoga Nidra und erklärt, warum diese Methode bereits für Kinder so empfehlenswert ist. Damit wendet es sich sowohl an Eltern, als auch an Lehrpersonen und Therapeuten, die mit Kindern arbeiten möchten.

ISBN 978-3-86410-098-7

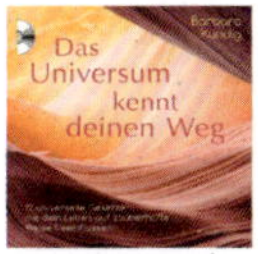

Das Universum kennt deinen Weg (Buch mit CD), 2020

12 universelle Gesetze, die dein Leben auf zauberhafte Weise beeinflussen

Ob das Gesetz der Anziehung, der Verbundenheit, der Polarität, der Resonanz oder der Ganzheit – jedes eröffnet dir tiefe, für deinen Lebensweg relevante Weisheiten. Nutze deine Chance, diese kosmischen Gesetze so anzuwenden, dass du der Schöpfer deines Alltages bist.

ISBN 978-3-86410-226-4

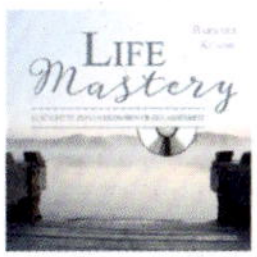

Life Mastery

12 Schritte zu vollkommener Gelassenheit (Buch mit CD), 2018

Das Potenzial Gelassenheit und Leichtigkeit im Leben zu entwickeln, schlummert in jedem von uns. Damit ist nicht die rosarote Brille gemeint, mit der alles positiv gesehen wird – es geht vielmehr darum, die Herausforderungen des Lebens anzunehmen, Herzenswünsche zu erkennen und diese in die Tat umzusetzen.

ISBN 978-3-86410-187-8

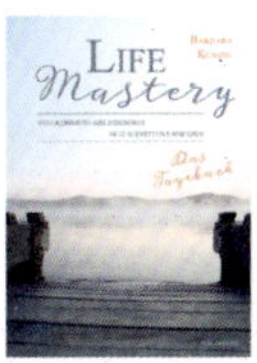

Life Mastery – das Tagebuch

Vollkommene Gelassenheit in 12 Schritten umsetzen (Buch), 2019

Viele glückliche und erfolgreiche Menschen führen Tagebuch. Es ist simpel und trotzdem wirkungsvoll. So fördert das tägliche Schreiben etwa die eigene Kreativität, das Lösen von Problemen, das Bestehen im Alltag sowie das persönliche Wachstum.

ISBN 978-3-86410-201-1

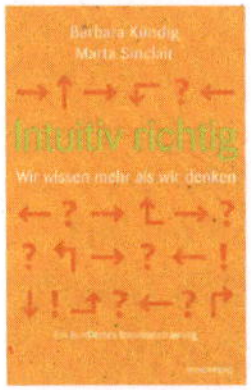

Intuitiv richtig – wir wissen mehr, als wir denken Co-Autorin: Marta Sinclair
Ein fundiertes Intuitionstraining (Buch und CD), 2012
In einer chaotischen, immer stärker vernetzten Welt müssen wir täglich Tausende Entscheidungen treffen, Probleme lösen und Ideen entwickeln – häufig auch noch unter Zeitdruck. Dass wir dabei nicht völlig überfordert sind, haben wir einer Fähigkeit zu verdanken, die sich aller Logik entzieht, inzwischen aber Gegenstand zahlreicher Untersuchungen ist: unserer Intuition.
ISBN 978-3-86410-022-2

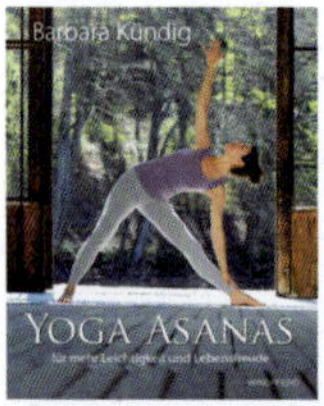

Yoga-Asanas
für mehr Leichtigkeit und Lebensfreude (Buch), 2015
Ausgewählte Asanas sind kurz und verständlich dargestellt, sodass sie mühelos geübt werden können. Profund beleuchtet sie die Bedeutung jeder Körperübung und vermittelt, welche ursprüngliche Kraft diese ausstrahlt und wie ihre Symbolik uns im Alltag hilft. Zu jedem Asana gibt es einen Kurzkommentar der bekannten Yogalehrerin Gertrud Hirschi. Drei kurze Affirmationen und eine passende Meditation für jede Asana verstärken die Wirkung der Übung. Kleine Übungsreihen, die auf dem tiefen Erfahrungsschatz von Barbara Kündig basieren, stellen für jedes Bedürfnis ein passendes Werkzeug zur Verfügung. Die Kraft der Übung entspannt nicht nur nachhaltig Körper und Geist, sondern bringt das ganze Sein zum Strahlen.
ISBN 978-3-86410-108-3

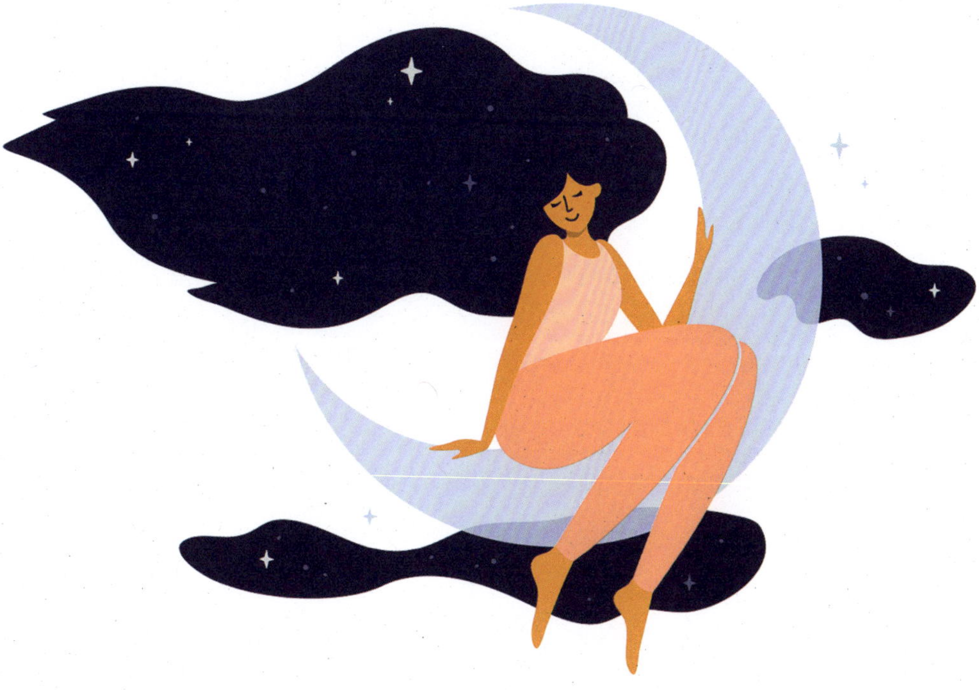

Liebe Leserin, lieber Leser,

wenn Ihnen dieses Buch gefallen hat,
würden wir uns sehr über eine positive und
authentische Bewertung freuen.
Rezensionen sind ein wichtiges Feedback für uns und
ein wertvoller Lohn für unsere Arbeit.

Bewerten Sie direkt über
www.windpferd.de
oder
auf der Website Ihrer Lieblingsbuchhandlung.

Vielen Dank,

Ihre Barbara Kündig und das gesamte Windpferd Team.